孤独症和相关沟通障碍儿童治疗与教育

The TEACCH Approach to Autism Spectrum Disorders

[美]加里·麦西博夫（Gary B. Mesibov）
[美]维多利亚·谢伊（Victoria Shea）
[美]埃里克·邵普勒（Eric Schopler）/ 编

秋爸爸 / 译

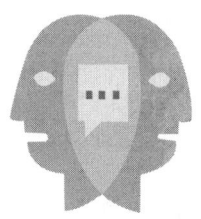

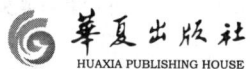

图书在版编目（CIP）数据

孤独症和相关沟通障碍儿童治疗与教育 /（美）加里·麦西博夫（Gary B.Mesibov），（美）维多利亚·谢伊（Victoria Shea），（美）埃里克·邵普勒（Eric Schopler）编；秋爸爸译. --北京：华夏出版社有限公司，2021.8

书名原文：The TEACCH Approach to Autism Spectrum Disorders

ISBN 978-7-5080-9081-8

Ⅰ.①孤… Ⅱ.①加… ②维… ③埃… ④秋… Ⅲ.①小儿疾病－孤独症－治疗 ②孤独症－儿童教育－特殊教育 Ⅳ.①R749.405 ②G76

中国版本图书馆 CIP 数据核字（2021）第 077109 号

Translation from English language edition:
The TEACCH Approach to Autism Spectrum Disorders
By Gary B. Mesibov, Victoria Shea and Eric Schopler
Copyright ©2004 Springer US
Springer US is a part of Springer Science+Business Media
All Rights Reserved

©华夏出版社有限公司　未经许可，不得以任何方式使用本书全部及任何部分内容，违者必究。

北京市版权局著作权合同登记号：图字 01-2012-5680 号

孤独症和相关沟通障碍儿童治疗与教育

作　　者	［美］麦西博夫　［美］谢伊　［美］邵普勒
译　　者	秋爸爸
责任编辑	刘　娲　李傲男
出版发行	华夏出版社有限公司
经　　销	新华书店
印　　装	三河市少明印务有限公司
版　　次	2021 年 8 月北京第 1 版 2021 年 8 月北京第 1 次印刷
开　　本	720×1030　1/16 开
印　　张	12.25
字　　数	200 千字
定　　价	49.00 元

华夏出版社有限公司　地址：北京市东直门外香河园北里 4 号　邮编：100028
网址：www.hxph.com.cn　电话：(010) 64663331（转）

若发现本版图书有印装质量问题，请与我社营销中心联系调换。

推荐序

孤独症和相关沟通障碍儿童治疗与教育（Treatment and Education of Autistic and Related Communication Handicapped Children，全书简称 TEACCH）是美国北卡罗来纳大学的一个公共卫生项目，20 世纪 70 年代前后由美国心理学家埃里克·邵普勒（Eric Schopler）教授及其同事创建，后来成为一个个别化的教育训练项目。1972 年，美国北卡罗来纳州议会通过立法，建立了孤独症和相关沟通障碍儿童治疗教育部门（简称 Division TEACCH），设在美国北卡罗来纳大学医学院精神科。TEACCH 的最终目标是帮助孤独症儿童在长大成人时，能最大限度地回归社会，包括帮助他们理解周围世界，获得与人群沟通的技巧，并教会他们在将来的生活中学会做出选择和决定。TEACCH 已经在美国的 45 个州，世界上超过 20 个国家和地区得到应用和认可。感谢互联网的普及，让结构化教学跟 ABA 一样，在中国孤独症领域家喻户晓，深入人心。在政府职能转变、社区作用日益扩大的今天，TEACCH 这种以社区康复为中心，包括从早期干预、结构化教学、社会技能及职业技能训练，直到成年人士安置等的一整套方案，对于我国孤独症人士的康复、教育、安置工作具有借鉴作用。TEACCH 强调家长作为合作治疗者的作用，强调为孤独症谱系障碍人士提供宽松的环境以增强他们的适应能力，突出孤独症人士在结束教育生涯之后仍能在社区安置的模式，比较适合我国国情。

多年来，国内以邹小兵教授为代表的众多专业人员为引进和推广 TEACCH，先后做了大量卓有成效的工作，而北京市孤独症儿童康复协会在推介 TEACCH 的同时也积极推介 TEACCH 的评估工具——《孤独症及相关发育障碍儿童用心理教育量表》（PsychoEducational Profile, PEP）。遗憾的是，我们一直没有读到一本完整介绍 TEACCH 体系的权威性专业著作，把 TEACCH 和由它衍生出来、叫作结构化教学的一整套干预策略混为一谈的，不乏其人。现在，《孤独症和相关沟通障碍儿童治疗与教育》的翻译出版弥补了这一空白，我们要感谢译者的辛勤劳动，也要感谢华夏出版社出版这类小众专业图书的气魄和勇气。

在本书即将出版的时候，我们无比怀念埃里克·邵普勒教授，感恩他对PEP在中国大陆的引进和跨文化修订的关心和帮助。1994年1月，我的孙子被确诊有儿童孤独症，为了帮助我的孙子和我国50万孤独症儿童及家庭，作为一名外语工作者，尽快引进和应用能够获得的国外经验，我自感责无旁贷。我参与了1995年开始的《孤独症及相关发育障碍儿童用心理教育量表（PEP）跨文化修订》课题，完成了PEP的翻译、工具制备和预测，在全国首届孤独症研究进展及康复技术研讨会上宣读了预测报告，在《特殊教育与研究》（现名《中国特殊教育》）上首次正式报道了PEP中文版的信度和效度试测结果。为了帮助我们对PEP的理解和翻译，邵普勒教授先后请出版公司寄来他的最新著作和PEP-R供我们参考。我们多次通过邮件往返联系沟通，通报工作进展。1997年，他在来信中充分肯定了我们的跨文化修订工作。2003年，我们通过电子邮件往返着手邀请他来京讲学，可是由于SARS在中国大陆肆虐而作罢。此后，意外获悉他不幸逝世，我们深感震惊和对计划未能完成的惋惜。

让我们牢记："本书大部分灵感主要源自孤独症谱系障碍人士及其勇敢的家庭，他们每天都在教给我们孤独症的知识，向我们展示应对艰巨挑战的极大勇气和坚韧风范。能够了解他们，与他们一起工作，让我们深感荣幸。是他们，带领我们进步。"是为序。

孙敦科

2012年8月1日于辽宁师范大学

前 言

过去的三十多年里，在美国北卡罗来纳州组建的为孤独症人士及其家庭提供服务的系统中，TEACCH一直扮演着创新领导者的角色。TEACCH不仅服务于北卡罗来纳州的居民，而且在全美，乃至全球范围内，也已经成为一个标准服务模式。TEACCH发展出的一种解读孤独症谱系障碍的理念模型（我们称之为"孤独症文化"），促进了家长和专业人士对这个谱系障碍的理解。这种解读进而衍生出一整套的孤独症干预策略（我们称之为"结构化教学"），在全世界范围内，为基于学校课堂、家庭以及社区等各种环境提供服务奠定了基础。

本书旨在详细描述TEACCH项目，并对其理念模型做多方面的讲解，TEACCH这种理念模型的基本出发点是，将孤独症视作一种神经心理学障碍，对孤独症的干预策略也都紧扣其神经心理学功能研究的实践成果。

本书的第一章回顾了TEACCH项目的发展历史，由埃里克·邵普勒撰写，他是TEACCH的共同创立人。第二章详细论述了执行TEACCH项目机构所做工作的核心价值，由当前TEACCH项目的总监加里·麦西博夫（Gary Mesibov）撰写。第三章和第四章介绍了"孤独症文化"的TEACCH理念，讲解了"结构化教学"的方法。第五章讲述了TEACCH方法与其他理论模型之间的关系。第六章和第七章通过实验研究的文献讲解了帮助孤独症人士立足社会的TEACCH策略，用这套策略教他们必需的沟通与社会技能，其中社会技能一章的内容主要由叶利夫·默克勒（Elif Merkler）和马特·莫斯科尼（Matt Mosconi）撰写。

第八章和第九章综述了孤独症儿童父母的研究文献，讨论了家长应用TEACCH的多个方面内容，包括TEACCH专业人士与家长的沟通方法，帮助家长理解自己孩子的孤独症。第十章和第十一章分别讨论了在学龄前儿童和成人这两个特定的孤独症群体中如何应用TEACCH的策略。克里斯蒂·坦纳（Christine Tanner）和斯隆·伯吉斯（Sloane Burgess）主笔学龄前的一章，玛丽·贝丝·范布尔贡迪安（Mary Beth Van Bourgondien）和迈克·查普曼（Mike Chapman）撰写成人的一章。最后，第十二章由琳恩·亚当姆斯（Lynn

Adams）撰写，讨论的主题是培训专业人员学习 TEACCH 方法。[①]

除了以上诸位作者在组织编写各章时尽心尽责的工作之外，本书还凝聚了其他很多人多年来的工作成果。这里需要向很多很多人致谢，感谢他们的出色工作与支持，这种真诚奉献正是 TEACCH 的核心精神。还应特别感谢 Kluwer Academic/Plenum 出版社，尤其是编辑玛丽克莱尔·克卢伊特（Mariclaire Clouiter），感谢他们对本项目的耐心与支持。我们优秀的文秘人员琼·贝里（Joan Berry）和吉尔·卡格尔（Jill Cagle），他们承担了文字录入工作，并提供了体贴而高效的行政服务。本书大部分灵感主要源自孤独症谱系障碍人士及其勇敢的家庭，他们每天都在教给我们关于孤独症的知识，向我们展示应对艰巨挑战的极大勇气和坚韧风范。能够了解他们，与他们一起工作，让我们深感荣幸。是他们，带领我们进步。

---

① 译注：读者可以访问 https://app.readoor.cn/app/dt/pd/1600672895?s=1&ns=1 获取各章节的参考文献资源。

目 录

第一章　TEACCH 的起源和历史 1
　　简介 1
　　开发 TEACCH 过程中的关键研究 2
　　教育实践研究 3
　　关于家长的研究 4
　　早期研究的小结 8
　　TEACCH 项目的起始阶段 8
　　TEACCH 项目的第二个阶段 9
　　TEACCH 项目的第三个阶段 11
　　TEACCH 项目的现状 12

第二章　TEACCH 项目的核心价值 13
　　背景 13
　　核心价值 14
　　本章小结 17

第三章　孤独症文化 19
　　简介 19
　　孤独症文化的特征 21
　　孤独症文化的表现 27
　　TEACCH 的教育原则 30
　　本章小结 32

第四章　结构化教学 33
　　TEACCH 结构化教学方法的基础 33
　　与结构化教学相关的文献 34
　　结构化教学的目标 36
　　传统教育方法的局限 38
　　结构化教学的要素 39
　　本章小结 48

| 第五章 | 结构化教学的理论背景 | 49 |

第六章	沟通	54
	简介	54
	沟通技能的重要性	54
	定义	56
	关于孤独症的沟通与语言模式的研究文献	57
	孤独症领域沟通和语言干预的研究文献	66
	沟通和语言技能的 TEACCH 原理	70
	针对无口语和低口语能力人士沟通技能的 TEACCH 方法	74
	针对有口语的 ASD 人士的语言技能	78
	本章小结	82

第七章	社会技能	83
	简介	83
	社会行为的典型发展	83
	孤独症谱系障碍对社会行为的影响	84
	干预技术	86
	TEACCH 方法	88
	本章小结	93

第八章	父母	95
	历史背景	95
	观点的转变	96
	父母培训项目	104
	TEACCH 的家庭工作	110
	本章小结	114

第九章	向父母提供诊断信息	115
	简介	115
	研究文献	115
	与父母分享诊断信息	118
	本章小结	125

第十章	学龄前教育	126
	简介	126

学前服务的法律基础 ·················· 127
　　服务提供模式 ······················ 128
　　争论与共识 ······················· 129
　　总结 ·························· 131
　　TEACCH 的学龄前教育 ··············· 132
　　结构化教学的学前班 ················· 132
　　本章小结 ························ 137

第十一章　成人项目 ···················· 139

　　简介 ·························· 139
　　背景文献 ························ 139
　　治疗项目的效果 ···················· 143
　　TEACCH 中心——面向成年 ASD 人士的服务 ····· 144
　　卡罗来纳生活与学习中心 ··············· 146
　　TEACCH 的支持性就业项目 ············· 158
　　本章小结 ························ 172

第十二章　师资培训 ···················· 173

　　简介 ·························· 173
　　教师培训项目 ····················· 173
　　TEACCH 项目夏季培训课程 ············· 183
　　本章小结 ························ 185

第一章　TEACCH 的起源和历史

简介

早在本书出版之前，TEACCH 项目就已经为成千上万的孤独症谱系障碍人士及其家庭提供着服务。目前已有数以百计的实践 TEACCH 的专业人士，他们的专业范围涵盖了各个学科。TEACCH 项目所提供的服务和实践，其任务和侧重点都来自很多专业人员殚精竭虑的辛勤工作。本章旨在回顾 TEACCH 项目的历史，追溯它的成长过程。

我（Eric Schopler）对孤独症的兴趣最早形成于在芝加哥大学读研究生的时期。那时，心理学教授布鲁诺·贝特尔海姆（Bruno Bettelheim）曾介绍过他在芝加哥大学康复培训学校进行的研究所取得的惊人成果。他声称自己破解了孤独症的"精神病"谜团，他成功的办法就是将儿童从影响他们的父母身边带走，尽可能长久地安置到寄宿学校中。他教导学校的指导老师说，情感冷漠的父母会无意识地对孩子产生敌意和否定，因此导致了孩子的孤独症症状。他说这样的父母如同集中营的看守，而孩子则相当于犯人，这情形与他自己当年在德国纳粹集中营的生活一样。

在研究生学习期间的门诊实习工作中，我曾有幸为孤独症儿童及其家庭提供服务，当时，很多孤独症儿童或其他早期障碍儿童会转诊到那里。这些孩子转诊过来时，常常被贴了各式各样的标签，如精神病、共生性精神障碍、非典型精神障碍、精神分裂症等。即使在专家那里，对如何给这些孩子做出专业的鉴别也无法达成共识。

在那里的工作经历让我渐渐地认定贝特尔海姆教授的极端观点是个误导，会对这些孩子、他们的家庭以及外界公众产生非常负面的影响。事实上，贝特尔海姆成为我眼中的"反面典型"（Scholpler, 1993），我也因此认识到，必须通过实证研究建立起新的理论，推翻他那套当时处于主导地位、严重误导人们解读孤独症的精神分析的理论，也只有这样，才有可能设计出一套真正切实可行的孤独症干预项目。以下的研究基本上都是在 TEACCH 项目研发过程中组织实施的，它们对于 TEACCH 项目的最终成型至关重要。

开发 TEACCH 过程中的关键研究

我的第一项研究是我的博士学位论文（Scholpler, 1966），这篇论文就是要证明孤独症不是父母的错误，不是父母教养孩子过程中无意识的冷漠导致的情感障碍，相反，孤独症及相关障碍主要是由脑功能损伤引起，这些损伤导致了孩子对外界体验的理解出现了紊乱。这些紊乱包括缺损和异常的感觉加工过程、异常的思维与理解方式、受限的社交能力、受损的沟通技能，以及狭窄的兴趣。

我在研究中首先艰难地证明了孤独症根本不是情感障碍，它是感觉信息加工过程的一种障碍，影响儿童对嗅觉、味觉、听觉和痛觉的体验与理解。在成为研究生之前，我就观察到很多孤独症儿童都爱嗅闻和触摸物品，而且他们往往对听觉和视觉信息并不在意。在进行博士论文的研究中，为了比较普通儿童、智力落后儿童和孤独症儿童的视觉或触觉特征，我为这三类被试儿童设计了四项任务：单纯通过视觉展示来辨别毛绒动物玩具，对比仅依靠触觉来辨别这些毛绒玩具；辨别材质不同而颜色相同的积木，对比辨别材质相同而颜色不同的积木；根据拼块的颜色和形状来完成拼图；仅依据拼块形状来完成拼图。对比三类被试儿童完成每项任务所需要的时间，我发现在普通儿童组，低龄儿童比大龄儿童会花费更多的时间去借助触觉感知过程，而花在视觉加工上的时间更少些。综合所有任务，智力落后组儿童与普通组儿童在依赖视觉加工过程的时间花费上并无差异，但是孤独症组儿童与另外两个组相比，在视觉加工上花费的时间要少于凭触觉信息完成任务的时间。

在那之后不久，我用《儿童期孤独症评定量表》（Childhood Autism Rating Scale, CARS; Schopler, Reichler, Devillis & Daly, 1980; Schopler, Reichler, Renner, 1988）的得分，对上述研究做了进一步的因素分析（Reichler, Schopler, 1972），以确定儿童的感知觉特性与其人际社交的障碍（社交问题被认为是孤独症的核心特征）是否存在相关性。我分析了三个方面的因素，包括对人际交往的水平和社交感知功能程度的量化测量。进一步的回归分析表明，人际关系的水平很大程度上都可以用感知觉量化分数加以解释。这项分析结果符合我们平时所观察到的情况，即：

1. 孤独症的社交缺损大部分源自其感知觉特性。

2. 大部分母亲的不适当教养行为，或者说只是看上去不适当，只是对这种特性的反应，而不是引发它们的原因。

3. 上面的两种情况都可以通过教育得到缓解和改善。

上面两项已发表的研究表明，通过教育手段来改善孤独症的状况，这条路我们走对了。

必须承认，我在这两个研究中虽然比较了视觉和触觉特性，但并没有解答其他感知觉系统的情况。我的博士论文研究只比较了远距离的视觉接收系统与近体的触觉接收系统，而在日常生活中，其他类型的感觉和认知系统也都必然会有所涉及。有的研究人员可能乐于将自己一生的专业钻研集中在某个单项感觉系统上，而我们的关注点更多的是教育，关注如何帮助被严重误解且服务欠缺的弱势群体。因此，这个问题对于我们变成：孤独症是否存在特有的学习和思考方式？根据我们平时的观察，可以断定大多数孤独症谱系障碍（全书简称 ASD）人士的视觉运用要好于他们的听觉运用。我们的这个观点，从那时起就已融入结构化教学的方法中去了，并在不同文化中得到了国际化的重复实践（Schopler, Mesibov, 2000）。

教育实践研究

1970 年，我们准备将有关 ASD 儿童独特学习障碍的研究付诸应用，为此，我们不得不审视当时美国特殊教育领域的实践，思考如何去矫正将 ASD 视为情感疾病的错误观点，考虑怎样才能改变把孤独症儿童安置在为情绪障碍儿童而设立的学校里的错误做法。

当时那套教育实践依据的是弗洛伊德的理论，认为要想帮助情绪障碍儿童，首先要做的就是去除父母过分苛刻而带来的情绪压力，给儿童最大的自由，让他们自己决定如何接受教育。可是，这种做法却往往导致"学习"环境混乱不堪。

我们决定对这类思想开展一项严谨的研究。我们让孤独症儿童进行每两周一次的教学轮换，交替地开展结构化教学和非结构化教学（Schopler, Brehm, Kinsbourne et al., 1971）。在结构化教学中，由成人决定所用的教材、教学的时间长度以及时间的分配；在非结构化教学中，由儿童来选择教材，决定学习时间和学习方式。通过两个独立的评价指标，对儿童的注意广度、适当的沟通行为以及行为问题做出评估。我们发现，在结构化教学中的儿童比在非结构化教学中的儿童表现得要好，而且，对于功能发育水平较低的儿童，越缺乏结构化的学习环境，他们的行为越缺少条理。

孤独症儿童的障碍程度存在差异，他们的学习障碍具有显著的特殊性，因此，我们认为有必要为孤独症设计特定的诊断工具。我们设计出了《儿童期孤独症评定量表》，用以解决各种诊断中的困扰。这些困扰如前文所提到的，来自各式各样的诊断名称，每一个标签后面都有各自理论标准的主观而玄乎的解释。如同公众评分调查表那样，《儿童期孤独症评定量表》依据可观察的行为做出评定，取代那些主观的诊断。显然，对疾病心理测量的信度与效度，仅局限于诊断学的范畴之内，远不足以提供优化的教育方案。因此，每个孤独症儿童还需要进行发育评估，以确定在教育中实施结构化的程度以及各种学习功能上的个体差异。

对孤独症儿童的诊断，可以使用《儿童期孤独症评定量表》来进行测量（Schopler, 1988），这个诊断量表具有良好的效度和信度。而孤独症儿童的发育评估，可以使用《心理教育量表》（PEP）第一版（Schopler & Reichler, 1979）、修订版（PEP-R; Schopler, Reichler, Bashford, Lansing, Marcus, 1990），以及现在的第三版（PEP-3; Schopler, Lansing, Marcus, 2005），从而了解每个儿童各自的学习特点以及强弱项。这类发育评估量表，也已经扩展到了针对大龄孤独症人士，如《青少年及成人心理教育量表》（AAPEP; Mesibov, Schopler, Schaffer, Landrus, 1988），目前的版本已修订为《TEACCH 转介评估量表》（Transition Assessment Profile, TTAP; Mesibov, Schopler, Thomas, Chapman, Denzler, 2007）。

关于家长的研究

我们早期研究的另一个关键课题是如何理解 ASD 儿童的父母，这是一个由芝加哥大学贝特尔海姆教授的尖刻观点而引发的问题。波拉克在传记中记载了贝特尔海姆对孤独症儿童母亲怀有的深深敌意（Pollak,1997）。传记报道了在贝特尔海姆所开办的学校中的实践与策略，以及展示出来的对父母的消极态度。那所学校通常不允许父母参观,操场上放置了一个抽象的丰胸女性石像,儿童们通过在石像上玩耍来体会他们的妈妈那颗石头般冷漠的心。贝特尔海姆在传记中用隐喻的文字表达了自己的态度,他曾写道:"一个孩子被强迫从早到晚都必须喝牛奶,尽管这种事发生在富足奢华的家庭内,但它也与纳粹集中营的情形无异,都会令人产生潜意识深处的对死亡的渴望,而这,却很可能归因于他勤劳的母亲……无论如何,这孩子的灵魂已经被扼杀了。"(Pollak, 1997, p.143)

从某种意义上说,贝特尔海姆对孤独症儿童的妈妈的敌视,源自他本人对纳粹集中营看守的态度,并从那迁移到他学校里孤独症儿童的妈妈身上。这类迁怒就是所谓的"替罪羊情结",因自己的挫折而去侮辱别人(Allport, 1966)。我发现那个年代主流精神卫生领域对孤独症的态度就是这种替罪羊情结(Schopler, 1971)。

奥尔波特(Allport)认为,挫折、羞愧与焦虑的情感,会催生人与人之间的替罪羊现象。在当时那个年代,关于孤独症的本质、成因以及恰当的治疗,都尚未形成共识。种种困惑与知识的缺乏,让医生以及孤独症儿童疗育人员都不堪重负且深感挫折。而且,缺乏知识和缺乏疗效的局面重压在医生身上,让他们经常自感羞愧和焦虑。比起默默地接受挫折,忍受羞愧,更简单、更容易的就是去责备这些儿童的父母。最后,在面对来自孤独症儿童带来的挑战时,医生要应对的是柔弱却无法沟通的孩子,这让医生自身备感孤独无助,因而很容易释放出恼怒情绪,这种恼怒既然不好针对孩子,那他们的父母就自然地成了替代品。

那个年代的精神卫生领域,替罪羊现象的产生还有其他因素。因孤独症障碍的诊断、病因和疗效上的不确定而引起医生的自卑感,未必能够激发出医生的进取心,而儿童父母自身又总是存在焦虑、愧疚与绝望情绪,这就让他们更容易授人以柄,被认为是导致孩子障碍的首要原因。还有一种随大流的因素,刚加入这行的新手,特别是刚入行的医生,在压力之下,他们更倾向于接受前人已有的说法。此外,人们还存在着小报思维,与其去奋力抗争孤独症带来的问题,远不如八卦地使用"冰箱妈妈""她让儿子患上了精神分裂"或"令人窒息的妈妈"等诸如此类的俗词俗语,这种轻松的做法不需要有什么复杂的思考。更有甚者,这样的俗语竟然被用到了专业文献里。对于这种父母成为替罪羊的现象,我分析后得出结论:要想改变这种状况，最有效的办法就是开展实证研究、教育实践以及专业训练实践。

一些在精神卫生领域颇有影响力的研究人员在自己的著作中宣称，包括孤独症在内的严重障碍儿童，其父母的问题就是，他们把自己的心理障碍传递给了自己的孩子，因而才使这些孩子出现孤独症或儿童期精神分裂。这似乎也是"替罪羊情结"的某种延伸，对此，有必要运用严谨的实验研究来对此类错误说法进行证伪。

在我们的第一项实验研究中（Schopler & Loftin, 1969a），我们选择了孩子年龄相同的三组父母进行实验。第一组为孤独症儿童，第二组为智力落后儿童，第三组为正常发育儿童。我们进行了"戈—谢物品分类测试"（The Goldstein-Scherer Object Sorting Test, OST）。在测试中，我们向受试父母提供各种各样的物品，要求他们按照指定的属性来选择这些物品。拉维邦德（Lovibond, 1954）曾将这个测试运用于思维损伤的分类，并用来对损伤程度进行客观的测量。曾有四项研究显示，与普通对照组相比，孤独症儿童父母的思维损伤更严重，而且母亲比父亲受到的思维损伤更多。

我们重复了这些研究，也发现在 OST 测试中孤独症儿童的父母比对照组的思维损伤更严重。但是，通过对数据做检验，我们注意到，相当数量的父母曾与自己的孩子一起共同接受过以弗洛伊德理论为基础的治疗，这些治疗的目的就是为了帮助父母"理解"自己教养孩子过程中的"错误"，同时也用这种方法来治疗孤独症孩子。我们推测，在孩子进行临床治疗时，这些父母也曾经一起接受过测试。很有可能，那些基于弗洛伊德理论的疗法引发了他们对孩子养育的自我愧疚感和挫败感，导致了他们的焦虑并进而影响到他们的测试分值。

为了验证这种可能性，我们决定再次重复这个研究。我们使用了三个新的父母分组（Schopler, Loftin, 1969b）。此次所选择的一组父母，他们的孩子中一个有孤独症，还有一个是普通孩子。我们告知这些父母，之所以邀请他们来参加研究，其目的是想研究作为有一个问题儿童的父母，他们如何能够成功地养育其他的孩子，教他们在学校、在家里与老师、家长以及朋友能够融洽相处。对这组父母进行访谈时，我们使用一套标准的问卷，询问他们每个孩子做的什么事最让他们感到骄傲，鼓励他们说出自己是如何实现这些成就的以及对其他父母有何建议。在这个访谈之后，再对他们进行戈—谢物品分类测试，并告知他们这不是一个有正确和错误答案的测试，而只是为了研究成功育儿的思维风格。

由于先有了这样正向测试的一个环节，孤独症儿童的母亲与其他两个对照组（普通儿童、智力落后儿童）的父母相比，在思维障碍任务上就不再表现出差异。如果有孤独症孩子的父母在测试过程中接受的测试内容分别涉及自己的一个孤独症孩子和另一个普通孩子，那么涉及普通孩子的测试结果显示出的父母的思维损伤就小得多，而且先前研究所称的母亲与父亲之间思维损伤程度的差异，在测试中也消失了。这项研究明确表明，对孤独症孩子父母的测量，尤其是母亲的，只要专家在测试设计中给予他们消极的判断或评价，就会导致父母的思维测量结果表现出损伤或混乱状态。这个研究还说明，当时所采用的某些心理治疗对孤独症儿童及其父母可能造成了负面影响。

对父母的谴责还表现在如何看待他们对自己孩子发育问题的报告上。当时的专家往往很怀疑父母报告的准确性。根据我们前面的研究结论，我们又开展了另一项研究（Schopler & Reichler, 1972）以验证一个假设：孤独症儿童的父母既然不存在思维障碍，那么也就完全有能力判断孩子在发育中出现的各种情况，包括孤独症谱系所常见的那些问题。我们对一组 47 名孤独症儿童的父母进行了测试，要求他们判断自己孩子整体发育、语言、运动等各个功能领域的发育水平，然后将测试结果与那些标准化心理评估的结果进行对比。

在研究中，父母按照标准化评估同样的考察项目逐条地评估自己孩子的发育。通常，由于母亲与孩子相处的时间比父亲要多得多，因而能做出更好的评估（如果母亲与父亲对孩子的发育评估不一致，那么通常表明夫妻之间缺乏沟通，甚至存在婚姻冲突，可能另外需要相关的婚姻咨询）。与中度和重度孤独症儿童的母亲相比，轻度孤独症儿童的母亲明显有着更多的困惑，评估准确性也更弱。我们得出的结论是，在某些情况下，若无法进行正规的儿童心理学测试（例如身处偏远地区），那么父母做出的有关自己孩子的发育评估对于抚养教育会具有非常好的指导意义，可以据此制订出有针对性的教育计划。父母对孩子的评估在临床上也有帮助，在这一点上，TEACCH 的评估一直以来都应用在实践中，并且早已经作为一个组成部分，融进了 PEP-3 评估的研究制订中（Schopler et al., 2005）。

早期研究的小结

上述研究都经同行评议发表在专业的学术期刊上。以其为依据,我们明确了 TEACCH 项目的方向,建立起了最基础的工作原理,这些原理在三十多年里一直指导着我们的 TEACCH 项目。首先,我们的研究中有三个方面的结论与孤独症儿童相关:

1. 孤独症的情感致病说让位于对 ASD 儿童的感知模式和认知模式的观察分析。
2. 阐明了孤独症儿童的感知模式对社会关系的影响。
3. 表明了孤独症教育对结构化的需要。

其次,我们的三条研究结论与孤独症儿童的父母相关:

1. 证明了弗洛伊德理论的应用让专业人员对父母持有很深的偏见。
2. 证明了父母在正向环境下的测试中并不存在思维障碍。
3. 证明了父母通常完全有能力对自己孩子的发育状况做出正确的理解,且具有一定的临床准确性。

我们的这些研究意味着:

- 父母应该被视作可靠的信息提供者,对自己孩子的发育问题和发育史的报告很有价值且能够用于临床。
- 父母可以成为治疗师的合作者,也是专业人员必要的合作者。
- 父母的信念和激情以及干劲是孩子得到改善的一个重要因素。
- 父母与专业人员的合作是将教育服务向前推进的重要力量,能够引导服务项目的方向以及新服务项目的开发。
- 父母在各类宣传和维权活动中永远是最关键的力量,这些活动包括立法、政策支持以及向公众普及孤独症知识。

TEACCH 项目的起始阶段

在 TEACCH 项目逐渐成形的最初 6 年里(1966—1972 年),我在美国国家精神卫生研究院（National Institute of Mental Health, NIMH）的经费资助下，对前文所述的那些观念开展了研究。在北卡罗来纳大学，我遇到了一位年轻的儿童精神病学家罗伯特·赖克勒（Robert Reichler），他当时正在那里实习做住院医师，对我关于感觉接收过程的研究很感兴趣，于是我说服他加入了团队，在临床应用方向上对我的研究成果开展探索。从此，我们开展了预备性的案例研究，启动了儿童研究项目（Child Research Project, Schopler, Reichler, 1971）。

这个研究项目的对象是符合孤独症诊断的儿童，同时，他们的父母也不再被视作问题的成因，而是作为合作的治疗师。为了开展合作治疗课程，我们觉得有必要观察儿童与父母之间的互动，于是我们建了一间观察室，用单向玻璃将其与教室分隔开。这种单向观察室有利于治疗师演示干预技术，也有助于引导治疗师抛弃那些不切实际的口头说教，而将自己的教学建议更多地体现在可观察的操作技术上。这种合作治疗师的模式也是一个多重干预的模式，即治疗师具有双重身份，他既是父母的咨询师，又是儿童的治疗师，如此可以避免对孩子或对其父母做出过度的评判。

我们从中学到的重要一点就是，即便这些儿童都符合孤独症的诊断，但是他们在行为和认知方式、症状程度、学习方式、学习过程中的问题、脾气、社会依恋性、语言等方面也存在巨大差异。很显然，非常有必要对这些儿童进行个别化的评估。我们已经通过临床观察，了解到他们更偏爱于视觉加工而非听觉加工，可是除了研究他们这种近体感觉接收特点之外，我们还需要更多地了解他们中每一个人的认知和行为情况，更多地了解他们如何运用视觉和听觉去加工信息。

TEACCH 项目的第二个阶段

1972 年到 1978 年是 TEACCH 项目发展的第二个阶段。在此期间，我们尝试着将知识和研究成果转化为社会支持和政策支持。在完成美国国家精神卫生研究院资助的课题后，我们开始着手向州立法机构提交议案，争取基金支持，以便将我们的孤独症教育和科研继续下去。为了让父母作为合作治疗师的做法有可能被推广到州内其他地区，我们邀请了立法人员出席特殊的聚餐活动，与我们这些特殊孩子及其家庭见面，结果州立法机构通过了新法案，支持我们的项目。起初，只有3个地区建立了TEACCH中心，但随后几年，数量增加到9个，此外还开始了寄宿农场项目，建立了卡罗来纳生活与学习中心（Carolina Living and Learning Center，参见第十一章"成人项目"）。新颁布的法律让孤独症儿童有权就读于公立学校，这些公立学校在基金的支持下设立了11个资源教室。如今，这种公立学校资源教室的数目已经增加到近300个，那里的工作人员由教师和助理组成，他们都接受了TEACCH项目的培训。

那些年里，我们着手推广了必要的标准评估方法——《儿童期孤独症评定量表》（CARS）、《心理教育量表》（PEP）和《青少年及成人心理教育量表》（AAPEP）。我们充分认识到父母及工作人员及时了解相关研究的重要性，这些研究可以提供最新最好的干预技术。为此，我接受了《孤独症与儿童期精神分裂症》（Journal of Autism and Childhood Schizophrenia）的编辑工作。随着人们渐渐地转变观念，接受了孤独症并非是精神疾病而是发育障碍的观点，我们将这个杂志的名称变更为《孤独症及发育障碍杂志》（The Journal of Autism and Developmental Disorder; Schopler, Rutter & Chess, 1979）。我们还举办了每年一届的孤独症会议，不久之后演变为我们的TEACCH年会，并出版了当前研究方向的资料汇编（与Plenum出版社合作），至今已出版了13卷有关孤独症问题的系列图书。我们还编撰了5册评估的系列图书，由PRO-ED出版社出版，内容包括儿童及成人的个体化评估、父母和专业工作者教学技术以及依照PEP和AAPEP列出的功能发育领域进行的教学活动。我们鉴定了优选的行为管理技术，相继发表了一些相关研究（Mesibov, Schopler & Hearsey, 1994; Schopler, 1995; Schopler, Mesibov, Hearsey, 1995）。我们还鉴定了主动沟通技能发展的评估与教学技术（Watson, Lord, Schaffer et al., 1989）。我个人成为美国国家精神卫生研究院重要学术期刊《精神卫生杂志》（Mental Health Journals）的编委会成员，同时也是《精神分裂症通报》（Schizophrenia Bulletin）的编委会成员，当选为美国国家精神卫生研究院基金审查委员会委员（NIMH Grant Review Committees），并为美国精神病学协会诊断与统计手册的孤独症小组工作，在制订权威的孤独症诊断标准中起到积极作用。在这个时期，TEACCH项目被美国精神病学协会认定为孤独症谱系障碍干预的尖端项目（Campbell, Schopler, Mesibov et al., 1995）。

我们迎接的另一个重要的挑战是与其他机构、专业组织和社团开展积极有效的合作。在我的协助下，早期的父母小组后来演变成"北卡罗来纳州孤独症宣讲团"。我还参与组建了第一个全国性的宣导组织，即现在的美国孤独症学会（Autism Society of America），并担任专家顾问委员会的首任主席。

我们与北卡罗来纳州的公共教育部开展了一项重要的合作，与州办公室建立了日常联络，并为开展 TEACCH 项目公立学校的教师及助理提供系统的咨询和支持。我们为教师以及学校其他人员每年举办一次夏季强化培训，并为执行 TEACCH 的教师和助理每年举办一次冬季支持服务。我们举办冬季支持服务的目的有两个，其一，提供一个平台，让项目中大量有经验、有才华的教师和治疗师研讨各种教育方法，从中发掘出对孩子特别有效的技术，并分享给项目中的其他人，帮助大家都能应用到自己的工作中去。其二，邀请嘉宾来讲学，他们开发出的其他的相关干预技术，有可能对孤独症儿童的教学具有新贡献，且能够与我们的项目相容。这样的干预技术包括行为治疗、感觉统合、音乐治疗、地板时光疗法，以及许多其他令人感兴趣的方法。当然，并非所有的方法都能够融入我们的 TEACCH 项目中。

在此阶段中，我们最初开展的是为期一周的培训课程，服务对象是医生、教师、社会工作者、言语和语言治疗师，以及其他各类非常关注孤独症的专业人员。我们同英国孤独症领域的同行建立了积极的合作，比如伦敦莫兹利（Maudsley）医院的迈克尔·路特（Michael Rutter）、洛娜·温（Lorna Wing）和他们的同事（Rutter & Schopler, 1978）。我们还成立了一个父母及专业人员的国际性协作网络，来自加拿大、瑞士、希腊、新西兰、比利时、法国、意大利、南美、瑞典、中国和日本等各国的人们共同关注着孤独症谱系障碍。

TEACCH 项目的第三个阶段

我们发展的第三个阶段大致从 1978 年到 1983 年。在这段时间里，我们有了一个新的方向，这源自我们一贯强调的主张，即直接向孤独症儿童及其家庭学习。其实从一开始，孤独症儿童的父母就扮演着重要的角色，帮助我们确定服务与干预的研究方向。1978 年，随着在最初项目中的那些孩子渐渐长大，我们的父母宣讲团有了新的亟待考虑的计划，要为青春期和成年孤独症人士提供服务。那时候，父母和专业人士都已经认识到，大多数孤独症儿童到了青春期时，依然不能"康复"，然而社会服务系统尚不健全，难以解决孤独症障碍成人的生活和就业安置问题。因此，TEACCH 项目确立了新的任务目标，开发提供面向青春期和成年孤独症人士的服务。

让我感到极为幸运的是，我说服了加里·麦西博夫加入进来并主持我们的这个项目。加里有着追求卓越的性格，精诚合作的作风，他勇于肩负社会责任，倾尽全力地建立更加有效的服务。他曾负责领导我们的成人孤独症服务项目，后来，作为 TEACCH 项目的总监，逐渐完善了我们的夏季培训项目，让它拥有了出类拔萃的培训水准，直至今天都一直为参加培训的人们所称赞。他也是我的共同编者，在合作的 15 年里，我们共同编撰了一系列的著作，涉及了孤独症的各类主要问题。这些书籍帮助了我们的工作人员、合作者以及孩子们的父母，让他们能够及时地了解到孤独症研究的最新进展。

这个时期，北卡罗来纳州孤独症学会（ASNC）曾与我们合作开办了专为孤独症儿童设计的首个夏令营，它就是现在著名的罗亚尔夏令营（Camp Royall）。ASNC 后来通过自己的奋斗，发展成为最具影响力的父母团体之一，建立起了全美孤独症领域最好的邮购书店。

TEACCH 项目的现状

从 1984 年开始至今，我们一直致力于开发面向成年孤独症人士的服务项目，比如社会技能小组项目、辅助就业项目等。我们在北卡罗来纳州各地区的 TEACCH 中心以及世界许多国家，扩展了我们的冬季师资培训服务和其他支持性服务（Schopler, Mesibov, 2000）。科技的进步，经济的发展，社会的变革，带来了各种压力，并拉大了 ASD 人士与主流社会之间的差距，而 TEACCH 项目一如既往地致力于缩小这种差距。我们还一直尽力填平孤独症父母与专业人员之间存在的沟壑，我们一贯主张以合作的模式来打破这种因误解而产生的隔阂。今天我们所为之奋斗的目标，就是要帮助那些需要支持的孤独症人士，他们是不同于传统常规的人，但只要获得适当的教育、训练和宽容，他们就能够为社会创造价值，甚至有突出性的贡献。我们努力得越多，他们对社会的贡献就越大。本书详细讲解的就是我们在这项特殊工作中所付出的努力。

第二章 TEACCH 项目的核心价值

背景

多年前，在北卡罗来纳大学教堂山分校的校庆会（University Day Observance）上，我们的特邀嘉宾罗伯特·艾伦（Robert Allen）博士介绍了斯坦福大学商学院的一项研究，该研究的目的是想归纳出优秀的、富有远见的企业所共有的成功元素。研究人员原本猜想，最重要的元素应该是诸如杰出的领导力、周密的计划、目标的宣讲、利润的管理等优秀特征，以及它们的有机组合。然而，他们最后发现，这些企业取得成功的最关键因素，是他们都拥有相同的核心意识形态，也就是那种超越以营利为目标的价值观和使命感。此外，企业内所有员工都能够清晰地理解并接受这些价值观。虽然各个企业在一些重要管理方式上有着共通的优秀特征，但是每个企业的核心价值观却各不相同，在各自的核心价值观指导下，他们都能够不断成长，迈向进步与卓越。

艾伦博士的讲演发人深思，令我（Gary Mesibov）意识到，TEACCH 项目正是符合他所描述的那种具有旺盛生命力的机构的模式。这一判断的依据是三十多年来我个人在此项目中的亲身体验，也来自圈内接受服务的家庭的反馈和圈外世界各地的评价。外人经常浓墨重彩地夸赞 TEACCH 的精神和哲学，他们认为，我们做出了丰富且超越以往的贡献，因为我们为孤独症发展出了特殊的评估工具，创新了孤独症谱系障碍的概念，拓展了孤独症教育策略，开发了治疗干预方法。

我很想尽可能清晰地描述出 TEACCH 的核心价值观，并希望它能够被广泛地理解和接受，为此，不久前我向 TEACCH 项目的全体工作人员发出了一份调查问卷，询问他们把什么看作是我们的核心价值，这引起了他们积极而热烈的反响。下面我综合归纳出了 TEACCH 项目的 5 个核心价值。

核心价值

1. 理解并欣赏孤独症谱系障碍人士，这是我们最优先考虑的事项

虽然这是一个相对简短的句子，但它包含了丰富的内容与深刻的含义。我到过美国和世界的很多地方，我发现，TEACCH 项目与其他项目之间自始至终都存在的区别之处就在这句话里。其他人也都能够看到这种区别，例如，在与其他机构开展合作的过程中，北卡罗来纳中心的治疗师对所遇到的挫折经历进行描述时，无一例外地都会提到其他机构的工作人员缺乏对孤独症的理解。

TEACCH 核心价值观的一个要点就在于，我们建立了孤独症谱系障碍群体的概念，这是一个与众不同的群体。我们把这种与众不同称为"孤独症文化"（参见第三章）。在其他项目的价值观里，通常会去避免对孤独症进行分析和理解，会认为讨论孤独症与我们普通人的差异，似乎就是对孤独症谱系障碍人士的贬低。事实上，我也听到过如此批评 TEACCH 的声音。但是，对差异的描述和强调并非意味着贬损。在 TEACCH 里，我们说"孤独症谱系障碍人士与众不同"，这并没什么大不了的。颂扬这种差异，丝毫不会限制我们的努力，我们仍会尽全力帮助他们生活得更多彩，帮助他们更有能力。事实是，**理解孤独症是我们疗效的基础。** 我们的一名员工曾经就此分享过他的一些真知灼见："我们与孤独症相伴而行，而非敌意对抗。""我们努力地去理解孤独症，就是去理解生命的另一种形式。"这名员工把我们的任务描述为"以孤独症人士的眼睛看待生命"。

TEACCH 核心价值观的另一个要点是，欣赏、接纳、尊重孤独症，而不是批判孤独症。其他各州以及其他国家的人在评论我们的工作时，常常会特别提到，TEACCH 项目与其他项目之间最重要的区别之处就是我们对孤独症人士的尊重。我们的一名员工说："我们对孤独症人士思想的尊重是重要的，也是理所当然的。"一位心理学专业的实习生写道："我们接受孤独症的先天缺陷，并激发出我们的慈悲胸怀，因而我们能不懈努力为孤独症人士提供后天的机会。"值得重申的是，对孤独症的尊重与接纳，并不妨碍我们去帮助孤独症人士，帮助他们在我们非孤独症的"典型神经发育"的文化中学到更多知识，发挥更多的能力。

最后，我们真诚地拥抱孤独症人士，正如喜欢所有人一样。我们的一位员工，同时也是一位孤独症儿童的家长，他写道："TEACCH 员工喜欢和欣赏孤独症人士，也正因为如此，才使得我们的项目独特而有效。"我们欣赏他们那种特有的气质以及那些特殊的兴趣爱好，这种欣赏反过来也带给我们很多欢乐；他们的幽默、友善和欢笑能让我们非常开心，和他们一起参加社会活动能让我们彼此分享快乐。

2. 我们执着地追求卓越，我们拥有崇高的职业道德

埃里克·邵普勒教授当年邀请我参加 TEACCH 工作的时候，最能吸引我加入这个项目的，正是这个团队对卓越的执着追求，它持续不断地鼓足我的干劲，激发我的激情。每当我与 TEACCH 团队成员们开会时，就会看到屋内总能汇聚着一群能力超群且干劲十足的人，他们从不安于现状，总是在不断地自我激励，相互鼓舞，这些都真切地推动我不断改进工作。虽然前进中有时也会遇到令人疯狂的事情，但是我最感自豪的是，我们从来没有在已有的成绩上睡大觉。

对我个人来说，卓越可以归结为一个简单的观念，那是在我还很小的时候，父母就教给我并一辈子都在不停地向我强调的观念。每当我停步不前时，他们就鼓励我向更高更强处发展。对卓越的追求，就是尽我所能做得最好，而不是担心成绩、得分、等级或奖品。我被教导，只要尽我所能，做出自己最好的，其他的一切都会顺理成章地到来。TEACCH 项目聚集了各个领域的人才和技术，只要我们尽其所能，做出我们最好的，那么它就一定能产生奇特的效力，获得创造性的成效。

卓越意味着不懈的努力。托马斯·爱迪生曾说过："很多人错失了机会，因为机会伪装了起来，它穿着意味着辛勤努力的工作服。"我们没有错失机会。要想真正地卓越，不仅必须尽其所有、尽其所能地做出我们最好的，而且还要不断地研究学习，获取新的知识和技术，只有这样，才能让 TEACCH 的各种服务都尽可能地发挥出效力。

卓越还意味着挑战自我，与人辩论，支持同行，驳斥诋毁，捍卫用辛勤汗水换来的成果。我坚信，我们的各项工作都是最棒的，它们都得到了国内外普遍的赞誉和关注。

3. TEACCH 的专家不拘于俗礼，也不被身份、地位和学识所羁绊

"能够去做"是一种务实的态度，它所强调的就是做好该做的。在我们的团队里，只要是值得做的事，无论多小都会有人去做。有趣的是，正如前文所述的斯坦福大学商学院的那个关于杰出企业特征的调查所揭示的，这是成功企业最常见的核心价值观之一。

我认为这是 TEACCH 最重要的态度之一，埃里克·邵普勒教授也正是凭此才强有力地发展出了多重干预模式。他回忆起当年开展学科交叉项目时的那段日子说，假若当时每个学科都只关心自己的特定领域，那么孤独症孩子及其家庭在整体上就无法进步。

埃里克回忆了他印象最深刻的一个故事。曾有一个孤独症儿童总在房间的通风口上排便，对这个孩子进行了各个学科评估之后，得到的建议有：矫正发音、提高阅读能力、降低多动、调节饮食、增加接触玩伴、做牙齿矫正等。虽然这些建议都很重要、很有用，却不存在专门研究通风口排便的学科，因而这些建议中没有一个真正针对这个最棘手的问题。而在 TEACCH 中，如果通风口出现问题，我们就一定会着重关注那里的问题（当然我们还会同时努力确定和关注其他方面的问题）。

4. 协同合作的精神是我们所有工作的特征

TEACCH 的建立基础是父母与专业人员之间的通力协作，协作的概念永远是 TEACCH 的首要中心点。在整个 TEACCH 项目中，重要的任务之一就是在我们的员工之间建立起协作，并在工作人员与儿童及其家庭、学院和学生、社区行政机关，以及与所有关心孤独症的人士之间建立起协作关系。尽管在现实中不可能与所有人都做到和谐相处，但是 TEACCH 非常重视协作的价值，会尽其所能地建立起积极的协作关系。

我们的一位秘书在我的调查问卷中回复道："我觉得我收到的这份调查邀请就正是 TEACCH 的核心价值所在。您乐意让我参与这项调查，这事情本身就体现出了核心价值。TEACCH 成功创设出了让我们所有人在一起共同工作的环境。"另一位秘书在回复中描述了我们当年曾经努力与最难打交道的机构建立协作关系的过程。有一位治疗师写道："我们是以一个团队来开展工作并做出奉献的，没有谁觉得自己是凌驾在团队之上的专家。"另外一位治疗师写道："在 TEACCH 中心，大家可以自由无虑地表达意愿并提供帮助。"我们的一位就业指导认为，在TEACCH项目的所有层面上，都体现了彼此支持、相互帮助的精神。

按乔治·卡林（George Carlin）的说法，虽然在我们身处的时代，人们"不断聚敛物质财富，逐渐丢失自我价值，说得太多，爱得太少，心中常常充满恨，笑容也越来越少，开车越来越快，怒气越来越多"，但是，我仍能够感受到生活的精彩与激昂，因为我参与了TEACCH项目。在这里，人们之间总是充满着高尚的协作。

5. 我们总是在寻找他人和自己最好的部分

此项核心价值可以从我们的哲学观念上强烈地反映出来，我们的哲学突出强调了孤独症人士的优势与兴趣。从我们开发的教学策略上，从我们人际交往的方式上，从众多感兴趣并来考察我们项目的人士那里，你都能够感受到此项核心价值的具体体现。

我们的很多员工都认为，TEACCH的一个重要信条就是非常看重对孤独症人士优势的鉴别与培养。我们的一位博士后员工把此项核心价值描述为"我们坚信孤独症人士可以过上丰富而安逸的生活"。一位治疗师说，TEACCH的成员都拥有乐观主义精神，总是在努力地寻找那些积极的东西。在家长对孩子的障碍感到失望的时候，我们很重视逐步开导孩子及其家庭，让他们对未来充满希望。

这种乐观积极的信念为TEACCH带来了喜人的效果，它让我们能持续不断地维持着孤独症人士的优势部分，而不会让他们的那些潜力被拒绝、被弱化或被忽略。我们能够面对现实，接受和理解孤独症人士的状态，但是，我们依然能够发现他们及其家庭的优势所在，看到他们的勇气和能力。我们很清楚，虽然只有半杯水，但绝不能放弃希望，要让孤独症人士及其家庭对自身的能力永远都能感受到最积极的一面。曾经，美国总统约翰·肯尼迪将自己描述成"放弃幻想的理想主义者"，如今，我们的所作所为，正是对他这一光荣传统的继承。

本章小结

首先，我们是由专业人士与父母协作而成的团体，致力于理解孤独症障碍，在这个过程中，我们不仅让自己的生活充满激情，而且也让接受治疗的孤独症人士及其家人感受到了来自我们的欣赏、尊重、快乐和真爱。在工作中，我们尽其所能，追求完美，永不懈怠地迈向神圣的目标。在耐心和尊重日渐缺失的世界里，我们排除万难，相互支持，协同合作。尽管我们面对的是一种非常严重的发育障碍，但是我们依然保持着乐观积极的信念。

　　将我们的价值观清晰地鉴定并表述出来，是件具有非凡意义的事，我在这个过程中再一次反思了为什么我会在TEACCH项目里倾尽全力地工作，并能够成为大家信赖的项目领导者，同时也是受众位信任的大家庭里的公仆。我对我们的团队成员以及接受我们培训的人员怀有无比的敬意，我和他们度过了很多日子，一起努力地追求卓越，让世界变得更加美好，让孤独症人士及其家庭更好地生活。写作本章关于TEACCH项目核心价值的全过程，帮助我们更加深入地理解了TEACCH团队能够在全世界范围内紧密团结在一起的那种凝聚力。

第三章　孤独症文化

简介

　　文化意指人类行为的分享模式。文化规则影响着人们的思考、饮食、穿着、工作、休闲方式，影响着人们对自然现象的理解，影响着相互之间的沟通，影响着人们交往中最基本的各个方面。文化上存在的方方面面的巨大差异，让身处一个文化族群内的人有时会觉得另一个文化族群的人不能理解或不同寻常，甚至有人会以否定的态度评价他人的不同，简单地视其为缺陷。

　　在人类学领域，严格意义上的文化概念是指：人们以特定的方式思考、感知和行事，因为那是被其所处文化中的其他人教导出来的。孤独症当然并不真的是文化，严格地说，它是一种由于神经功能紊乱而导致的发育障碍。然而，孤独症也会影响到个体的思考、饮食、穿着、工作、休闲，会影响到个体对世界的理解和与他人的沟通等，孤独症人士常常因自己与他人的差异而受到贬损。所以，在某种意义上，孤独症可以被视作一种文化。在这种文化中，孤独症人士具有独特的文化特征，表现出可预测的思考模式与行为模式。孤独症人士的老师或父母就像是跨文化的翻译，能够同时理解两种文化，能够将非孤独症环境的要求和规则转译给孤独症人士，以便让他们能更轻松有效地应对。要想有效地为孤独症人士工作，就必须理解他们的文化，了解孤独症的优势与劣势。

　　即便同样被诊断为孤独症，不同个体之间也存在着巨大的差异。智商水平是考量这些差异的一个关键指标，此外还有年龄、性格、趣味以及各自独特的技能。基于这些方面的考虑，我们使用了术语"孤独症谱系障碍"（以下简称 ASD）来替代"孤独症"，其目的就是想表明 TEACCH 的观念与方法对各种发育程度和行为模式都很适用。

　　ASD 源自不可逆转的器质性神经发育紊乱，因此，我们不会把"回归正常"当作我们教育和治疗的目标。相反，TEACCH 项目的长远目标是，让 ASD 人士成年时，能尽可能地适应我们的文化，能够在其中感觉轻松且有所作为。实现这个目标的途径就是：尊重他们因孤独症而带来的差异，走进他们的文化中去帮助孤独症人士，传授给他们进入我们的文化时所需要的技能。一方面我们尽全力去扩展孤独症人士的认知与技能，另一方面我们也必须调整自己的环境，以适应他们的特殊需要与困难。

我们尽力为 ASD 人士所提供的帮助，实际上就如同我们自己出国旅行时所盼望的那样，一方面我们会努力地去学习他国的语言，掌握那里的风俗习惯，比如货币和电话系统；另一方面，我们也会非常乐于见到母语的提示信息，母语标示能帮我们轻松地处理好购票、订餐之类的问题。同样的道理，我们为孤独症人士提供的教育服务，应有助于他们在社会中觉得更舒服和更有作为，这就需要我们实现两个互为支撑的目标：①增加他们的知识与技能；②让他们所在的环境更易于被他们理解。

要想帮助 ASD 人士更好地适应我们的文化，我们必须围绕孤独症的基础强项和弱项来设计教育项目，因为那些强项和弱项最能影响到他们的日常学习和交往。在教育上，这些专门针对孤独症的方法与临床诊断上的缺陷鉴别有关联，但也有所不同。ASD 的诊断特征，如社会性障碍和沟通问题，对区分 ASD 与其他障碍有用，但对分析特定的 ASD 人士如何理解世界且如何学习与行事，却仍显得远远不够精确。

我们知道，我们不可能完全理解他人的体验，无法确切地知道他人眼里的景象，也根本不可能彻底了解他人的全部思想与感受。因此，我们对孤独症文化的理解，肯定不会是完整的，这也是我们的文化固有的局限。不过，经过三十多年来对 ASD 人士行为与沟通的仔细观察与分析，我们还是获得了一些认识，理解了 ASD 人士思考、学习和神经行为特征的各种特有的规律。

下文描述了孤独症障碍"文化"构成中的一些基本特征，不过，大多数特征并非是 ASD 所独有的。很多在 ASD 身上发现的特征也常见于其他发育障碍中，如智力落后、学习障碍、注意力缺陷、语言障碍。其中某些特征在一些精神病学状态中可以见到，如强迫症（强迫观念—强迫行为障碍）、精神分裂人格障碍和焦虑症。许多特征在普通儿童中也能见到，甚至在我们自己身上就能见到。ASD 需要鉴别的是这些问题的数量、严重程度、并发症以及对社交的影响，它们会导致明显的功能缺损。孤独症是由各种缺陷组合成的，而非单独某个特征。

孤独症文化的特征

思维差异

难以提炼事物的意义

ASD 人士思维的首要特征是，他们很难从自身的体验中提炼出意义来，这是他们区别于普通人群的一个特征。ASD 人士能够在自己的环境里做事，也能够学习技能，且大多都能发展出语言，但是，他们无法理解自己参与的活动意味着什么，很难从各种想法或事件中找出它们之间的联系。ASD 的世界由一系列毫不相关的体验和要求构成，而这些体验和要求背后的主旨、观念、原因、关联或规则，对他们来说就是混沌一片了。ASD 人士无法提炼背后意义的这种严重障碍，与下面所述的其他认知障碍密切相关。

关注细节且太关注细节

ASD 人士往往很擅长对微小细节的观察，尤其是视觉上的细节。他们常会特别留意环境中被移动过的物品，他们还可能很留意那些非常微小的弃物、线头、图画碎片、没关严的抽屉等。有些 ASD 人士还特别在意其他感官细节，如光线的反射、风扇声、荧光、指尖在布料上的触觉等。智力较高的 ASD 人士还常常会关注某些认知细节，如广播电台的呼号、电话号码的区号，或者熟人的车牌号。可是，ASD 人士对自己观察到的大量细节孰重孰轻的判断能力却很弱。他们过马路时可能会痴迷地留意一根吸引他们的绳子，却不知躲避来往的车辆；或一进入房间，就竖起耳朵去听风扇声，却无视桌子上摆放的诱人的生日蛋糕。

对生活体验的理解困难和对细节的错误关注，导致 ASD 人士在建立起事物间的关联的能力上，与普通人存在很大差异。我们大多都很容易就自然而然地在思想中建立起了事物的关联，从而促进我们对环境的理解，增强我们与他人的沟通能力，可是 ASD 人士的这种技能往往非常有限。比如，当话题从红气球转换到充满乐趣的儿童生日聚会时，一个孤独症男孩说自己很难跟上这样的对话，因为他对"红气球"的反应，只会想到红色让眼睛感觉不舒服。再如，一个成年 ASD 人士无法将"泰戈尔·伍兹"这个名字与高尔夫球联系在一起，因为每当听到这个名字，他想到的只是老虎、木头、森林和野外①。尽管他如今已经明白了别人谈到那个名字时的含义，可他在思想里仍旧会自然而然地将这个姓名分为两个独立词汇，并毫不相关地分别关注。

在我们的文化里，多数人都认为，其他人在思想或事件之间建立关联的过程与自己是相似的，可这却会让我们在与ASD人士打交道时产生许多误解。例如，老师以为一个ASD学生跑出教室只是为了惹老师生气，而没注意到也许还存在其他可能：比如，这个学生是在追看一只松鼠；或者这学生已经建立起了一种习惯反射，门一开就应该往外冲；或者这个学生就是喜欢老师气急败坏地在身后追的情景——他知道一冲出门就一定会有这样的预期效果。再如，对于ASD儿童刻板地反复提问，有些父母会以为这只是因为孩子未能集中注意力，或者认为孩子只想纠缠大人，那么家长也会忽视其他可能，比如，孩子所期待的乐趣可能就是父母被迫不停作答的举动，或者他正期待着作答过程中出现的某个特别的音节，或者期待着父母回答时露出的某个特定表情。

分心

ASD儿童往往难以留意父母或老师的建议，因为他当时的注意力可能正完全集中于某个他认为更有趣、更重要的细节上。而且他的关注点常常会快速地从一个感受转移到另外一个感受上，这种转移常为视觉性的。例如，老师在课桌上放了一支铅笔，孩子就会被铅笔上的一个斑点吸引住，而不再集中于自己的功课。再如，孩子看见屋内的某样东西，就着迷地中断听课而走过去细看。听觉刺激也很容易令其分心。父母未能听到的某个声音，却能让ASD孩子无法集中注意力。某些ASD人士似乎还会被自己内心深处的某些刺激所吸引，比如对小棍、细线、杯子等的渴望，因为他们记得那些东西曾带给自己刺激体验。或者，他们还可能被自己内心的认知过程分心，如韵律节奏、计数计算，或反复回想某个经历。无论何种分心物，ASD人士对不断涌来的这些来自外部的刺激以及来自内心的思想，极难抓住重点去理解和筛选。有些孤独症人士会持续观看下去，不断做出反应和探索，把各种感受

---

① 译注：泰戈尔·伍兹（Tiger Woods），美国著名的高尔夫运动员，其名字的字面意思是"老虎+森林"。

都当作新鲜的刺激，让自己兴奋起来；但另一些 ASD 儿童在应对那些不断涌来的信息时，采用的方法却是屏蔽掉周围庞杂的刺激，只在极为有限的范围内专注于几个特定的物品。

具象思维和抽象思维

无论认知能力高低，ASD 人士对象征性的或抽象的语言概念的理解非常困难，常常仅局限于对直观描述的事物的理解。在孤独症文化里，词语所意味的仅仅是具体的事物，而引申出来的其他含义或者背后的微妙用心，很难与字面词汇产生关联。例如，一个智商正常的 15 岁孤独症男孩，在被问到谚语"早起的鸟儿有虫吃"是什么意思时，他答道："如果一只小鸟清晨醒得早，看见一只虫子，它就能抓住那虫子，然后，如果抓住了那虫子，它就会立刻吃掉虫子，然后它就继续寻找另外的虫子。"与此类似，当他被问到"别为打翻了的牛奶哭泣"是什么意思时，他回答："如果你打翻了牛奶，你不该哭泣，而应该拿起一块抹布，将牛奶擦去，然后，把抹布清洗干净，然后，再去拿更多的牛奶。"

ASD 人士具象思维的另一种表现是，他们对规则和指令往往套用具体的、"非黑即白"的方式来解释。他们很难运用"灰度"的方式，而"灰度"恰恰是我们的文化中所具有的社交关系特征（比如，向同事甚至上司撒些善意的小谎，相互调笑取乐，寻衅挑刺儿，或不停絮叨说教他人等）。一位女性 ASD 计算机程序员将事业上的成功归功于自己对世界非黑即白的理解方式，她认为这与计算机领域的要求非常匹配，同样都是"不存在半比特"的模式。

想法的组合或整合

对于 ASD 人士来说，理解单个的事实或概念相对容易，却很难利用相关信息将那些独立的概念组织或整合在一起，尤其当概念之间看上去有些冲突时。例如，一个 ASD 男青年，经常定期到多格伍德（Dogwood）参加野营，可每次都在不是那里开花季节的秋天或早春。他每次回来都表示自己很想看见那里鲜花盛开。有一年四月，他和同伴小组到达多格伍德，实现了自己的这个愿望。当一位野营女管理员得知他期待看见花开这么久时，就在他的早餐盘子里放了一朵花，想让他一早起来就能惊喜一下。可是，这位 ASD 青年看见花时立刻拿起那朵花，冲入厨房找到那位女管理员，不是感谢她，而是长篇大论地向她说教不该摘花以及自然保护的重要性（他是一个自然保护俱乐部的成员）。当人们向他解释女管理员是一个好人，她摘花是为了表达好意时，他仍然坚持认为若她是好人就该知道破坏环境是错误的，并拒绝她的这种好意。他无法理解两个相互冲突的概念（好人会保护环境和好人去摘花）怎么能同时正确地并存。

组织与排序

ASD 人士在组织和排序上的问题，与他们普遍存在的难以整合多重信息的特征密切相关。组织是指为获得预期成果而将多个要素进行整理。例如，打算出行的人会在出发前准备好各种所需物品，将它们统统放入一个行囊内。再比如，要想成功完成某项任务，必须准备好所有工具和材料。可对于 ASD 人士，这种组织能力比较缺乏，因为这要求他们能同时关注现场的环境和预期的结果两个方面，但对于只在意特定的个别细节的 ASD 人士来说，这种双重关注无法顺畅地实现。

ASD 人士在排序方面也有类似的困难。常见到 ASD 人士在执行一个系列操作时，若在起步阶段就出现困惑，那他要么只会重新开始，要么只是重复某个阶段性步骤，要么在完成全部系列操作之前就放弃了，等等。如果一个系列动作中含有逻辑上讲不通的或背离预期方向的顺序步骤，那么 ASD 人士通常就很难继续完成全系列的操作。例如，早晨起来，先梳理了头发之后再去淋浴洗头；制作午餐三明治时，不把肉夹在两片面包之间，而是把肉放在两片面包的上面；有的时候可能不穿袜子而直接穿上鞋等。这些情况在我们的文化中其实很常见。ASD 人士的排序模式表明：虽然他们掌握了复杂过程中的个别步骤，但却未能理解那些步骤之间的关系，或未理解该步骤对于最终结果的意义。

泛化

通常，在某个情境下学会的技能或行为，一旦换个场合，ASD 人士就难以应用了。例如，他们可能学会了用一支绿色的牙刷刷牙，但如果换用一支蓝色的牙刷，他们就不愿刷牙了。他们能够按照特定的程序清洗盘子，却不知道可以使用同样的步骤来清洗杯子。他们能从字面上学会某项规则，却不能理解潜在的目的，因而无法在不同的场合中应用这条规则。例如，一位高功能 ASD 男青年，按惯例每天早早地进入一幢大楼里工作，并在楼里换工作服，楼内仍有保洁人员在来来往往地工作，人家抱怨说不想见到他换衣服。他好像听懂了，但接下来他却改为跑到公园空地上，在众目睽睽之下换衣服。其实他根本没有理解那个要求背后的意思，认为只要不在大楼内换衣服就算遵守规则了。

时间

很多 ASD 人士在时间概念的各个方面似乎都存在着理解困难。以我们的文化标准看，他们的动作经常是要么太快，要么太慢。在很多场合中，似乎"开始"、"中间"和"结束"这些概念对于 ASD 人士来说总是不够明确，因而那些令其不快的活动让他们总感觉似乎会"永远"地没完没了下去，他们对自己想要的总是难以等待。即使能力相当好的能够独立生活的成年 ASD 人士在约会时也经常性地迟到，或者无法将自己的各项活动很好地统筹安排成一张生活时间表。

学习的差异

ASD 人士的学习模式，在诸多重要方面都与我们的文化中的学习模式存在差异。认真考虑这些差异，在教育项目上做适当的调整，就会对 ASD 人士很有帮助。

视觉学习与听觉学习

ASD 人士是视觉学习者（Quill, 1997）。著名的孤独症人士天宝·格兰丁（Temple Grandin, 1995），清晰准确地描述过她自己在视觉上的偏好。她说自己的视觉化思维让她在许多任务中获得了更佳的准确性，但也让她难以归纳概念和抽象提炼。她说自己学会了如何将抽象思维视觉化，从而帮助自己克服困难。例如，画一幅一个孩子捡到钱包后归还的画，就能帮助她理解和记住"诚实"这个概念。

辅助依赖

由于 ASD 人士在信息整合上存在太多困难，难以理解周围复杂的世界，因而他们在启动一项任务或者按照已有规则做事时，很容易过度地依赖他人提供的辅助和线索。这种对辅助的依赖极大地影响了他们的技能泛化。ASD 人士需要依赖环境中的其他人才能启动并完成一项活动，而一旦这项活动被安排在其他场合时，如果得不到他人的帮助，他们就无法独立地做出适当反应。

例如，密集式一对一治疗能够让很多低龄孤独症孩子发展语言，尽管这样可以增加他们的词汇量，能让他们在高度掌控的情境下向一位治疗师说出那些词汇，但这也增加了他们对辅助的依赖，因而当换了一个情境时，孩子很少会在与其他人沟通时使用那些学到的词语。

神经行为模式的差异

强烈的冲动

ASD 人士经常极其强烈且执着地找寻自己想要的东西，这些东西可能是某种物品，或者某种体验，或者某种已习惯的重复的行为模式。这些冲动行为在某些方面与强迫症的症状表现类似，老师、父母以及他们自己都很难对这种冲动加以控制和引导。

过度焦虑

很多 ASD 人士容易产生高度焦虑，他们经常性地感到难过，或处于焦虑的边缘。他们的这些焦虑有的可以归因于生物学因素，也有一些可能归因于环境中的冲突因素，那些因素对他们来说往往是不可预测和不可抵挡的。由于认知缺陷，ASD 人士很难理解别人对他的期望，难以理解周围发生的事情。这种不确定性事件在 ASD 人士看来一直存在，因而他们出现焦虑和激烈的情绪等反应，也就好理解了。

感知觉的差异

本领域里早已众所周知，ASD 人士的感觉加工系统存在异常（Schopler, 1966）。有的 ASD 人士严重地挑食，有的长时间观看自己轻弹的手指，也有的用自己的脸摩擦物品，或把耳朵贴近某个声源以便感受震动。尽管 ASD 人士听觉敏感度完好，但他们对声音的反应方式却与我们不同，这常会令人误以为他们是聋人。有的 ASD 人士好像非常抗拒被胳肢的感觉，也有的好像完全感觉不到疼痛，还有一些人可以长达数小时重复地前后摇摆身体。从这些不同方面的不同表现可以看出，ASD人士对某些感觉甚至全部感觉，在信息的加工层面上就与我们存在差异。他们只要醒着，就时刻受到这些感觉的折磨。

孤独症文化的表现

上述这些ASD特征的相互作用形成了我们所熟知的ASD行为特征模式。对于可观察的行为模式以及背后的特征，可以用冰激凌打比方来讨论它们之间的关系。蛋卷冰激凌的上端表示可观察的各种行为，而被蛋卷裹藏的部分则代表着潜在的差异与损伤。我们意在对看得见的行为进行工作，改变这些行为，但是要实现这点，就必须了解隐藏在表面背后的因素。下面讨论的就是某些最常见的行为表现及其可能的潜在因素。在麦西博夫等人的论著中也能找到有关信息，那本书中主要讨论的是智力水平正常的ASD人士的孤独症文化表现（Mesibov, Shea, Adams, 2001）。

刻板行为

孤独症文化的多方面因素相互作用，常见的结果之一就是ASD对环境同一性的需求，也就是说，惯例的改变或中断会让ASD人士感觉痛苦。这种对环境同一性的需求可能源自多种因素的综合作用，如神经心理学上的差异、高度的焦虑情绪、对他人语言指令的理解问题、对事物的含义和顺序的理解问题以及异常的感觉体验。对ASD人士来说，外部世界经常充满了混乱和压力，因此，惯例和可预期的、平稳的物理环境能让ASD人士感到舒服和满足，他们强烈地痴迷于这种环境，因为当感觉混乱时，它通常能提供明显的安全感。

多数ASD人士很容易沉迷于惯例。去上学的低龄孩子可能往往要沿着固定的路线到达教室，打开固定的门，与固定的人打招呼。如果学校的秘书生病了，或者被要求不用去教室而直接去礼堂，那么他们就可能会感觉困惑和焦虑。也有的ASD孩子，因为雪天提前放学，或者因为奥运会转播导致她喜欢的电视节目改期，她就开始焦躁不安。强烈而固定的重复，是ASD人士根深蒂固的行为模式，他们图的就是熟悉和重复。

发脾气与攻击

经常发脾气在 ASD 人士中很常见，他们可能莫名其妙地尖叫、破坏物品甚至自伤。要想管理这类行为，除了在行为后果上给予适当处理之外，还有必要去理解并调整发脾气背后的因素。ASD 人士发脾气的主要原因是沟通能力有限。如果他无法表达自己的想法，比如"我还很饿"或"我脚上有水泡"，"我要终止这个活动"，"我累了"，那么，他就可能简单地运用尖叫和击打。同样，如果 ASD 人士不理解别人要求自己去做什么，或者不理解周围正在发生什么事情，那他也可能出现尖叫和击打。如上节所述，惯例被破坏或环境遭到改变时，也会见到 ASD 人士发脾气。

ASD 人士偶尔也会攻击他人，甚至会发生在他们未发脾气的时候。这种行为背后的因素与其他不适当的社交行为相同。攻击他人的 ASD 人士可能并不能理解被攻击者会感到疼痛，他有可能正在尝试主动发起一项社会交往，但不会用语言技能实现，而采用掐拧推拍等手段。也有可能由于某些生理上的因素，ASD 人士发现攻击性行为带出的尖叫或责骂，让他在感官上觉得非常有趣。

有限的社交能力和同理心

在我们的文化中，社会技能与判断需要对环境中各式各样的信息进行收集、解读，并按照重要程度确定优先等级，然后组织出自己的语言和行为反应，这个反应还需要根据自己理解，考虑到他人会如何接受。构成社会技能的这些要素与步骤，在 ASD 人士身上却都有显著缺损，因此，按照我们的文化标准，他们的社会交往无疑总会被视作异常。例如，一个叫吉米的 ASD 孩子在大厅里遇到一个人，那人说："嗨，吉米，最近怎么样？"而吉米此时可能正被此人的衬衫样式所吸引，也可能正吃惊地看着某个他突然看到的人。他可能根本没认识到那些话语以及口气意味着有人正在向他发问，他也有可能认为这个问题仅仅是字面上的意思。因此，吉米的反应有可能是伸手摸对方的衬衫，因为这件衬衫令他感兴趣；也可能答道"我穿了一件新内衣"；或者问了不相关的问题，如"你开什么牌子的汽车？"；或者以没有意义但他觉得有趣的音节来作答。这些反应，在"吉米的文化"这样特定背景中是可以被理解的，但在我们的文化中，就会被视为不正常。

ASD人士有时被认为对他人缺乏同理心，几个"文化"因素可对此做出解释。首先，同理心涉及比事实或思想更加抽象的情感。其次，同理心通常会涉及理解他人的体验，但是对同样的体验，ASD人士的感觉程度与他人的不同，他很难理解到他人的体验。例如，他可能不理解或者没记住被踩到脚趾、撞到脑袋、割破手指之类的感受。再次，同理心还涉及对两个不同思想的同时把握，即同时把握我的感觉和你的感觉，这在ASD文化中可能很难。

有限的游戏技能

在TEACCH项目中我们常说，对于ASD人士，"游戏就是工作，工作就是游戏"。这句话的意思是指，与游戏相比，通常ASD人士学习如何工作会更容易些，因为工作是结构化的、有条理的，可游戏需要的是放松、创造力、较少的结构化，这让他们学习起来很困难。游戏规则虽然也能够被ASD儿童掌握，可放松和创造力对他们来说太难。所以，学习"游戏"对他们而言是一项艰巨的工作。

难于发起主动行为

有的ASD人士似乎是"缺乏主动性"，或者过度依赖老师和父母带领他们开始某项活动，否则就只是站立于旁。他们在每件事上总是等待别人的提示，像走路、拿起勺或杯子、伸手拿玩具，去挂衣服等。有时这类表现被人视作"懒惰"，但我们认为，这种表面上缺乏主动性的行为可以用ASD背后的特征来解释。ASD人士组织自己行为的能力存在显著的缺陷，他们之所以做得少，就是因为他们的确不知道该从哪里启动。还有可能，他们在认知上未能充分理解别人对自己的要求，也不理解自己达到要求会有怎样的奖励。再有，由于ASD人士感觉加工上的差异，那些惯常的奖励物，如食物的味道、玩具的声音或阳光下的散步，对他来说，可能毫无奖励意义，并不会让他高兴。最后，ASD学生可能缺乏时间观念，因而教师或家长认为的"长时间"的呆坐或呆站，对他来说，可能仅仅算是个短暂的中断而已。

对抗行为

ASD人士表现出来的大多数行为问题，都源自他们认知上的困难，他们难以理解他人的要求，也难以理解自己获得的过度刺激。以我们的经验看，

ASD人士极少会故意对抗或挑衅。可遗憾的是，常有人会将自己见到的情景解读为故意挑衅，尤其是当ASD人士看向对方，然后做与其要求相反的事，或做出其明确禁止的反应的时候。换一个人群，我们也许可以如此正确地认为出现该行为就是为了表达生气或宣示自主，但对ASD人士，此类行为却不应该得到这样的解释。更可能的解释是他们没能理解他人的话，或没理解他人的面部表情和肢体语言，或者不理解当时情境下的社交规则。也可能是ASD人士正在被某种强烈的行为冲动所驱动而无视规则和后果，还可能因为房间内的某个感觉刺激而不安甚至崩溃，或者某个规则对他来说太过抽象模糊了。对于ASD人士，"对抗"这个说法本身就是个无助于理解的词汇和概念。

TEACCH的教育原则

鉴于其独特的认知与行为模式，为了帮助ASD人士身处我们的文化中仍能够有所作为，TEACCH项目发展出了总称为"结构化教学"（Structured Teaching）的教育策略（本书第四章"结构化教学"中将详细阐述这些特殊策略）。结构化教学所依据的是下面论述的这几条原理。

仔细而持续的评估

孤独症文化的观念非常强调ASD人士普遍特有的性格与行为，这是TEACCH项目结构化教学的基础（见第四章"结构化教学"）。但是，所有的文化都不例外，其中的成员之间也存在着很大差异。事实上，ASD人士彼此之间的差异要比其他文化的人群更为巨大。从严重的发育迟缓、不会说话，个人卫生自理都存在问题以及有攻击性行为的儿童，到能够阅读书写、能够在社区中独立生活的高功能成人，所有ASD人士都有着自己的不足和自己的能力，而且，他们所有人都存在进步的潜力。

在TEACCH项目中，我们为结构化教学提供了一套高度个别化的评估方法，目的就是对每个ASD人士做出独有的评估。观察每个人在结构化程度不同的模块领域中对各种材料、指令和活动中的反应方式，从而找到有关他学习模式的重要线索，增强我们对他的理解。我们尤其关注沟通、自理、职业技能和休闲技能这几个领域。在各领域中，我们尽量优化地建立起教学顺序与目标。

这种个别化教学最基础的要素是，评估 ASD 人士对自身体验做出怎样的理解。难以理解自身体验的实际意义，这被看作是 ASD 最核心的问题。我们无法确保学生能够理解我们为何要求他做某事，无法确保学生能够理解我们所教的技能和行为与他之间的关联，甚至无法确保他们能够理解我们要他做什么。即使最聪明的 ASD 人士也会经常出现困惑，他吃不准别人的要求、社交习惯以及事物的轻重缓急。当 ASD 人士身处充满困惑、难以理解我们的文化的环境中时，只有能够换位思考、循循善诱、积极鼓励的老师，才能真正有效地引导他们。

对强项与兴趣的利用

TEACCH 非常珍视并利用 ASD 人士的强项和兴趣。例如，我们可以根据一个 ASD 人士痴迷于按照固定顺序来完成任务的特点，教会他运用日程清单来规划各个活动项目，诸如个人卫生、家务活、职业技能，甚至休闲。同样道理，由于 ASD 人士很注重视觉性细节，因此，我们可以教配对、分类和排序等技能，并将这些技能应用于现实工作中。例如，如果某个 ASD 学生痴迷于红色，那么就可以将他工作中的重要部分用红色做标记提醒；如果他痴迷于《星球大战》，那么就可以利用这部影片的剧情来教他书写和算术。虽然我们不能改变孤独症，但是我们能够利用它作为教学背景，传授我们的文化中所需要的技能。当然，各类教学项目都会同时对强项和弱项给予不同程度的关注，但在 TEACCH 项目中，对强项的重视有着毫不含糊的强调。

TEACCH 对强项和兴趣的重视有多方面的原因。第一，基于其强项技能的教学模式最能鼓励 ASD 人士的积极互动，而反复强调他们理解力和行为力不足的缺陷教学模式会导致周围的人更容易出现消极的态度。第二，以强项为底子，更能利用好 ASD 人士所特有的不同寻常的技能。虽然他们的缺陷很难彻底清除，但是他们的优点和长处（常见的在记忆、视觉上或者绘画和音乐上的某些相对的甚至突出的强项）比较容易培养。同时，我们的社会也非常需要他们这种关注细节和追求精确的特殊优点，这些也是我们在工作中迈向成功的关键因素。第三，如果将那些能够驱动 ASD 人士去观察、思考、动手的活动穿插在我们的教学当中，那么他们的学习就会更容易。如果不强调他们的强项和兴趣，老师就会常常处于抵触的位置上，与学生的那种强迫性兴趣和行为相对立。既然只要将他们的这些强项带进教学活动中，就能增加兴趣和快乐，让教学更加容易和更有成效，那何苦非要和他们这种强迫性的兴趣与行为相对立呢？

家庭的合作

在制订教育计划的过程中，需要敏感仔细地布置家庭环境，那是孩子们放学后以及未来成年时所生活的地方。很重要的一点是，要将 ASD 家庭未来的期望和现实的生活融入教育项目中来。例如，如果父母希望孩子能与家人一道就餐，或者希望孩子在闲暇的时候能够有事可做并确保自己的安全，那我们就应努力教会他们这方面的一些相关技能。同样很重要的是，家庭与学校日程安排应保持一致，这样才有利于所学到的技能可以泛化到不同的环境中，这方面对于 ASD 人士来说，是难点，也是重点。让父母与专业人员密切合作，历来就不太容易，尤其在当今的社会更是如此。大家更多地强调各自的法律责任，却忽视了相互的合作。然而，与家庭合作仍是我们要实现的最重要的目标之一，只有这样才能够帮助 ASD 学生更有效地学习，更独立地生活。

本章小结

教师、父母以及其他所有同 ASD 人士在一起的人，要达成的目标，首先就是透过他们的眼睛来看世界，然后，在如此理解的基础上，去帮助他们在我们的文化中最大限度地尽其所能。虽然，我们无法治愈 ASD 人士深层的思维和学习缺陷，但是，通过对这些缺陷的充分理解，我们能够迎接这种发育障碍带来的独特挑战，规划出有效的教育方案。下一章将详细阐述"结构化教学"，那正是 TEACCH 项目为实现这个目标而发展出来的一整套教育策略。

第四章 结构化教学

TEACCH 结构化教学方法的基础

简介

结构化这一概念从一开始就是 TEACCH 项目帮助 ASD 人士时的教学基础。在认清了精神分析理论那套非结构化治疗的临床方案难以成功的情况下,埃里克·邵普勒及其同事开始探索与之截然相反的途径。也就是说,他们把干预的重点放在了高度结构化的学习环境的创设上。从邵普勒最初创建结构化应用,至今它已经不断发展了四十多年,这套为 ASD 人士提供服务的 TEACCH 方法,后来逐渐定名为"结构化教学"(Schopler, Mesibov & Hearsey, 1995)。

什么是结构化

结构化教学包括一整套的疗育原理与技术,它依据的是对"孤独症文化"的理解和尊重(见第三章"孤独症文化"),能够根据每个个体的特殊情况应用这些原理与技术。结构化教学的特别之处在于:

- 作为服务于 ASD 人士的一种疗育方法,它既承认 ASD 人士的特征性困难,也看重每个个体独具的技能、天分、兴趣、秉性、情感、嗜好和潜力。
- 它认识到每个 ASD 人士都有这些需求:需要视觉和/或文字信息,来补充听觉信息的输入;一定程度的外部环境支持。
- 给予孤独症的支持,须在教学和生活中全方位地提供,包括:沟通、认知、自理和日常生活技能、社会适应性行为、社会技能、娱乐、职业技能(成人)、学业技能(有抽象思维能力的学生)、社区活动。
- 针对孤独症的问题行为,它提供了解决策略,包括如何尽可能地预防问题的出现,以及出现时如何有效地在各种场合下应对。

结构化教学实践中运用了各种视觉结构化要素，将环境中的要求与机会翻译成 ASD 人士能够理解掌握并偏爱的概念。父母、老师、治疗师，以及其他运用结构化教学的人，起到的作用就是跨文化翻译，帮助 ASD 人士在身处我们的文化中时，能够理解要求，掌握技能，同时也帮助普通公众能正确理解身边的 ASD 孩子、学生、客户、雇员等，能够适应他们的需求。

因此，结构化教学有两个互为补充的目标：增强 ASD 人士的技能，同时使环境更容易被 ASD 人士所理解，更适合他们的需要。换言之，一方面要促进 ASD 人士的改变，另一方面要促进环境的改变。为实现第一个目标，我们教 ASD 人士学会并练习新技能、新行为。然而，同等重要的是对环境的调整与对 ASD 人士的支持，让环境适合于他们的能力，适合于他们的理解与学习的方式。

结构化教学对儿童和成人都适用，且适用于各类不同场合，如家庭、学校、商店、企业、野营和其他娱乐场所、工作地点、寄宿机构、大学校园等。结构化教学既是传授新技能的一种方法，也是布置各类场所的一种方式，以便 ASD 人士能够理解所处的环境，理解那里出现的事物的现实意义。本章用实例展现出了结构化教学对各种年龄段、各种能力水平以及各种场所的普适性。麦西博夫的论著中还提供了高功能 ASD 人群的结构化教学方法的更多信息（Mesibov, Shea, Adams, 2001）。

与结构化教学相关的文献

关于结构化以及视觉信息对 ASD 人士的重要性，得到了诸多研究文献与临床文献的支持。

结构化

TEACCH 项目中的结构化，意指对社会活动所处的物理环境以及活动顺序进行的积极组织和指导。结构化是 ASD 人士发挥其能力所必需的，因为他们在概念理解和组织能力上存在着主要障碍。路特和巴塔克早年对教室的结构化所做的研究，在今天看起来仍显得很恰当、很重要，如果这个方法能够在各个年龄段、在更广泛的场所得以推广的话，那它就很符合 TEACCH 的理念了。他们描述道："在结构化的环境下，我们可以轻松地让 ASD 人士理解任务的走向，如此大人就可以指导孩子该做哪些事……普通孩子完全有能力仅凭自己探索的机会就获得成功，可是孤独症孩子受困于自身的障碍，必须有人来**教**他们如何去利用那些机会……结构化并不意味着僵化，也不意味着机械学习，更没有'惩戒'或'强制'的含义。"（Rutter & Batak, 1973, p.257）

已有的研究肯定了结构化的运用对ASD人士是一种有效的干预方法。正如第一章所述，邵普勒等人曾证明，与非结构化环境相比，孤独症儿童在结构化环境中可以表现出更为适当的行为（Brehm, Kinsbourne, Reichler, 1971）。在路特和巴塔克（Rutter, Bartak, 1973）具有里程碑意义的研究中，同样发现了结构化环境带来的好处。他们比较了三种不同的教育理念和模式下孩子的能力和行为：精神疗法或"回归模式"（p.241）；放纵模式；结构化和组织化模式，它比前两种有更多的结构化教学时段。该研究明确指出，结构化课程中的学生有更多执行任务的行为，学业成绩也更高。

视觉信息

有研究和临床文献显示，与口语信息相比，ASD人士利用视觉信息可以更为有效地学习与生活（Quill, 1997; Schuler, 1995; Tubbs, 1966）。例如，一份关于神经心理学的"科研声明"的报告给出结论，ASD人士"视觉空间组织"能力是"闲置的"（Dawson, 1996, p.180），且他们在语言与记忆上存在多方面的损伤。该研究还发现，在韦氏智力测验中，ASD人士表现出了一种独特的能力，那就是视觉空间构建能力，他们在积木拼图和物品排列的子项测验中具有相当甚至超常的优势，而他们突出的弱项是词汇和社会推理（理解力子项测验）。虽然后来也有报告说，这种表现模式并不具有普遍性（Mesibov, Shea, Adams, 2001）。天宝·格兰丁是一位高功能孤独症女士，拥有博士学位，她把自己的认知风格描述为"图像思维"（1995）。霍奇登（Hodgdon, 1995, 1999）和詹森（Janzen, 2003）根据视觉方案的有效性，开发设计了大量的教材，来帮助ASD人士的语言发展和行为规范。

大量的临床研究也证明了视觉方案在帮助ASD人士方面的重要性和实用性。例如，卡尔等人（Carr, Binkhoff, Kologinsky et al., 1978）在教4名无口语孤独症儿童的过程中，使用手语来表示常见的物品，结果发现，"4名儿童中的3名依据物品的视觉线索学会正确使用手语，而这与其听觉线索无关"（p.489）。鲍彻等人（Boucher & Lewis, 1989）的研究表明，与口语指令相比，学龄期孤独症儿童对书面指令的执行反应要显著地好。麦克达夫等人（MacDuff, Krantz, McClannahan, 1993）报告说，在一个家庭团体中生活的 4 名孤独症男孩（9~14 岁），"运用照片化的活动时间表（通过照片相册描述放学后的活动），就能让他们持续地参与活动，而且，这项能力可以通过组合排列照片，泛化到新的活动时间表中去"（p.89）。与此类似，西米拉里等人（Similary, Krantz, MacDuff, McClannahan, 1993）向 3 名孤独症男孩（6~8 岁）的父母传授了运用照片化的活动时间表的方法，报告说，"这种基于家庭的干预获得的效果是，儿童的参与性和社会主动性增加了，而破坏性行为减少了"（p.137）。皮尔斯等人（Pierce, Schribman, 1994）教 3 名伴有严重智力落后的孤独症儿童（6~9 岁）按照图片的顺序完成日常生活的各项任务，诸如穿衣和摆放餐具，他们发现，3 个孩子最终都能独立地按照图片顺序完成任务，而且，当改变图片的顺序时，"这些孩子会按照新的图片顺序做事，这表明图片能控制他们的行为"（p.471）。

还有研究表明，视觉方案能够减少问题行为（Mesibov, Browder, Kirkland, 2002）。例如，彼得森等人（Peterson, Bondy, Vincent et al., 1995）介绍了两份临床干预资料，2 名学龄期孤独症儿童不能理解老师的口语，因而有破坏性行为且妨碍了学习任务。运用手语或图片代替口语指令后，这 2 名儿童的破坏性行为都减少了，完成任务的情况都改善了。杜利等人（Dooley, Wilczenski, Torem, 2001）描述说，为了帮助 1 名学龄前男孩在两项活动间进行转换，研究人员运用了图片时间表，这使得"他在课堂上的攻击行为大大减少了，而合作行为则显著增加了"（p.57）。

总之，大量的临床和研究资料都表明结构化的重要性。与语言信息加工能力相比，ASD 人士视觉信息加工能力具有相当的优势，干预中抓住这个视觉优势，就能取得突出的效果。

结构化教学的目标

学习理解环境中事物的现实意义和事件的可预知性

在结构化教学中，环境的设计与学习活动的安排，是为了帮助 ASD 人士更好地理解世界，帮他们认识到自己所处的环境是一个有条理、可预知、能成功的地方，帮他们认识到这个环境中的事物并非是杂乱无章的，他们不必感到威胁和困惑。构建好有条理、可预知的环境基础，就能让 ASD 人士的活动超越对琐碎细节的感知，开始对周边环境中事物的现实意义及其关联做出正确的理解和判断。对于低龄的和有具象学习特征的 ASD 人士，这种可预知性是他们理解日常生活规程的基础，可以帮助他们将语言标签与实际物品事件和人物关联起来，让自己的需求得到充分的满足。对于大龄或高功能 ASD 人士，具有可预知性的环境能帮助他们更为放松地参与新活动，学习新要求。

成年生活的技能

向 ASD 人士传授的技能和行为，不能仅仅依据一张典型发育的顺序表，而应该要着眼于他们未来生活的实用性。即便教最年幼的 ASD 儿童最基础的技能，也要面向他们成年之后的独立生活，让他们能够愉快地尽己所能。技能发展的重要领域包括：生活自理、沟通、学业和职业技能、休闲娱乐以及社区生活。虽然一些特殊的技能可以根据个体的年龄、发展水平和认知潜力来教学，但无论哪个年龄段、哪个技能发展水平上的结构化教学，目标方向都应朝着最终的成人生活。

主动沟通

TEACCH 的重要目标之一是培养自发且实用的沟通能力。对于某些 ASD 学生，首先须教会他们明白存在"沟通"这个概念，即一个人完全可以通过表达性的行为去影响另一个人，从而满足自己的需求。这个教学内容可以因人而异，可选择的内容包括：发音、摇铃、交换物品、交换图片、说话、打字或者使用手语等。对有一定沟通能力的学生，可以且应该教更为精细的技能，如更丰富的词汇、更复杂的语法结构、扩展语言系统（如由口语扩展到书写语言），不同场合下的惯用语，包括高级的对话能力（本书第六章"沟通"对此目标有更为详细的讨论）。

独立

仅仅教会 ASD 人士遵从老师或父母的指令，遵守规则，运用教具或语言的技能，还远远不够，因为在 ASD 人士的眼中，他们所学到的各种技能与行为之间并无任何关联，那些教学内容也并不能从根本上解决 ASD 儿童在理解事物、逻辑关联以及泛化上的困难。只有当他们真正地理解了自己正在学习什么，并清楚这与其生活内容有怎样的关联，他才能真正掌握该项技能，有继续探索的动机，才能真正体验到成功的快乐。学习新技能，或者在新环境中学习适应，老师的作用很重要，然而，因为无法为 ASD 人士提供终生的老师指导，所以我们的最终目标应该是希望 ASD 人士在脱离密集式督导时也能发挥出自己的最大功能。因此，尽量独立地理解环境并做出适当的反应，这样的教学目标对于 ASD 人士的发展才是最为重要的。也只有在这样的教学实践中，帮助 ASD 人士适应我们的文化这一总目标才能得以体现。

传统教育方法的局限

因为 ASD 的特殊性，所以传统的教育方法通常不适合 ASD 人士。

首先，帮助普通儿童学习新技能、新行为，最简单有效的教学方式是运用语言。例如，在普通课堂里，老师每天都在不停地讲课，从各个方面讲解如何掌握不同的技能，如怎样寻求帮助，怎样使用剪刀，怎样写出一个句子，怎样解决某个问题，怎样写一篇学期论文。同样，普通儿童的父母也在很大程度上依赖口语教学的方法，如怎么做事，不能说什么，如果忘记做家务会有哪些后果，等等。口语的讲解与指导对多数人都很有效，然而对 ASD 人士通常无效，甚至偶尔还会出现反作用。各种认知水平的 ASD 人士都存在这种现象，即便那些表达上拥有相当词汇量的个体，在老师或父母做口语讲解时，其加工能力往往也非常有限。例如，当别人对他们说话时他们根本不知道，原因是他们可能只是在观察老师唇部的运动，还可能正琢磨着屋内电扇的声音，等等。就算他们注意到了，也有可能并不理解别人语言中隐含的用意，或不理解语言中的双关含义，不理解成语、复杂的句子结构或抽象的概念等。伴有智力落后的 ASD 人士利用口语进行有效学习的能力更弱，但这并非意味着老师和父母就不该使用语言教学的形式，而是表明单独地依靠语言形式可能会没有效果，甚至还有可能令 ASD 人士和老师或父母双方都产生挫败感。

其次，在我们的文化中，常运用口语指令来向学生阐述对他的要求。遗憾的是，这对 ASD 人士显然很难产生效果，因为对于那些口语指令，他们必须有能力识别并加工相关的信息。例如，老师或父母想要约翰模仿另一个同学使用刀叉的方法，但约翰却可能穿和那个同学一样的格子衬衫，或模仿发出同样的噪声。同学在使用刀叉时，他可能根本就没有去观察那些动作。他也许看到了同学的动作，却根本不知该如何组织自己的动作并做出同样的行为来。当然，他也可能根本不理解老师在说什么，或者不知道该去模仿谁。因此，尽管口语讲解有着非口语没有的优势，有的时候也很有用处，可若作为面向 ASD 人士的一种教育方法的话，它往往表现得不够有效、不够充分。

最后，在我们的文化中，我们普遍地用社会性的回馈奖励学生的成就，例如表扬、微笑、拍背，以及其他沟通，如"你做得真棒！"或"我太为你骄傲了！"这样做的效果取决于学生对老师愉悦情绪的理解能力，还取决于学生对老师赞扬的实际含义的理解。但是，ASD 人士很可能不理解微笑、贴纸、竖大拇指等的沟通含义，甚至可能都不知道老师在为什么事情感到满意。总之，社会性强化往往对 ASD 学生的效果极为有限。虽然我们总会给予社会性的赞扬，但是，我们必须同时还要使用其他的方法。

ASD 人士在传统教育模式下的学习会遇到很多困难，但这并非就意味着他们没有学习的能力，并非意味着对他们缺乏有效的教育手段。传统教育方法的局限性告诉我们必须另寻方法。接下来，我们将详细阐述适用于 ASD 学生的结构化教学的各个组成部分。

结构化教学的要素

结构化教学的要素包括：①物理环境的布置；②可预知的活动顺序；③视觉化时间表；④具有灵活性的规章；⑤任务/活动流程；⑥视觉结构化活动。

硬件环境的布置

物理场所的结构化和组织，应使 ASD 人士对身处的环境感到清晰明确、富有趣味，且便于管理。但是环境组织的程度与类型，需要因人而异。

学校

对安置在学校内部特教班中的低龄 ASD 儿童来说，只有合理的物理布局才能满足他们的需要，才能适应他们的具象学习方式与异常的感知觉。这些学生需要通过视觉化的管理来获知教室各个特定区域会发生怎样的特定活动，并且还需要用清晰的物理界限来标示这些区域。环境硬件的组织通常会涉及教学家具的摆放，以便最大限度地开发 ASD 学生对环境的理解能力，让他们更有效率地学习。合理的教学家具布局可以减少刺激、抑制分心、降低焦虑，促进学生独立、持续地高效学习。要考虑的方面包括：噪声源（如走廊、内部广播系统、其他的学生）、通行路线（从一个工作区到另一个工作区的简捷路线）、附近的卫生设施、护栏的设置（防止多动孩子跑出教室）等。

环境结构化中可以利用视觉提示。例如，如果学生能够理解的话，可以用文字来标示教室的主要部分。另一个实用的方法是，用颜色符号或者用标签贴纸来醒目标示每名学生各自的工作区域、毛巾、午餐、座位等。

虽然高功能的学生通常能够在普通班里接受有效的管理，但仍需要对环境的组织有所考虑，这对高功能孩子同样重要。为他们在教室中布置任务区域时，须保证安排的活动尽可能少，或者说尽可能不令其分心。如果教室里出现噪声、视觉刺激，或者他们自感焦躁难挨的时候，他们应该可以去另一个安静的区域（或者"安全岛"），这种设置对他们会很有帮助。

在布置学校的硬件环境时，学生的年龄是必须考虑的一个因素。低龄学生需要设置游戏区、个人活动区、零食区，以及学习自理技能的区域，通常还要设一个卫生间，用于大小便训练。对于年龄较大的儿童，有必要设定出专区来开展特定的活动，包括：休闲娱乐、职业技能学习、居家技能的练习，布置中还应考虑设置独立的个人工作区、小组活动区、全班教学区等。

尽管学生的能力有高有低，但都需要对他们学习使用的各种教具材料做好清晰的标示，这些标示应该与每个学生的理解能力一一对应。某项特定活动中所用到的特定教学材料，应该放置在该项活动的特定区域内，方便学生的拿取，这也是培养其独立性的重要手段。

其他场合

其他场合下的环境布置也同样重要，如家庭和工作场所。低龄和低功能的 ASD 孩子通常不会清楚地主动理解别人要他待在某处的要求，可能会漫无目地从一个房间跑到另一个房间。如果没有给他们设定明确的硬件环境界限，他们就很难搞懂。他们可能不理解我们文化中的要求：在适当的时间处在适当的地点，相反，他们表现出来的是"随处吃饭、随处玩耍、随处换衣服、随处睡觉"的行为。大龄和高功能的 ASD 人士，有些能从明确的视觉提示或从文字信息中获取指导，这些提示和信息向其说明应该站在何处，坐在何处，何处可以求助，如何从一个场所到达另一个场所等。

预先告知活动顺序

结构化教学的基本原则之一就是要让 ASD 人士能够预先知道活动的顺序。预先告知可以帮助他们理解自身所处的环境，还能减少那些由不确定、不情愿的突发事件而引发的焦虑，而这类焦虑非常容易引发行为问题。系列活动前的预先告知尤其重要，因为 ASD 学生难以掌握和记住系列活动的全过程。在学校里，应该预告性地制订出每日学习活动的时间表。这种事先计划好活动顺序的做法可以用在很多方面，如休闲活动、治疗课程（言语治疗、作业治疗甚至心理治疗）、社区工作、家务活等。尽管多数家庭生活一般没有高度的结构化，但如果 ASD 人士在非结构化的时间内自我管理有困难，或者，如果家长正为孩子在家里的行为问题烦恼，那就需要制订居家时间表。在各种场所下的活动顺序都可以通过视觉提示的途径向 ASD 人士预告。

视觉时间表

利用视觉提示，将活动或事件的顺序预先与 ASD 人士做好沟通，这么做好处多多。第一，如果大人只是简单地告诉孩子该做什么或者接下来将要发生什么，那么大人的语言信息可能无法被孩子完全理解，甚至还可能被忘掉，但如果大人采用视觉上的沟通，孩子就能更容易理解并记住这些信息。

第二，视觉时间表有利于活动的转换，这种转换对于 ASD 人士来说非常困难，常会导致行为问题。如果 ASD 人士核对着时间表，遵循已掌握的规程，那么在转换过程中，他们就可以很清楚地知道下一步将要发生什么，这通常能减少他们的不当行为。引发这类不当行为的原因往往在于 ASD 人士在活动中接收到的要求过于杂乱，自己原来的活动被打断，或者活动地点的改变等，而这些都会让他们感到困惑和厌烦。

第三，视觉时间表可以为 ASD 人士提供指导线索，提示他们应该如何行动，这有助于迈向他们的终极目标——成长为尽其所能独立做事的人。视觉信息是 ASD 人士最易于理解的，他们可以通过察看视觉时间表来得知从一项活动转换到另一项活动的指示信息，如此他们就不需要外人的提示，最大化地实现独立。教 ASD 孩子使用并遵守视觉或书面的时间表，能让父母和老师的监督更为有效，更好地增加孩子的安全感、成就感和独立性。

视觉时间表可以适合每个个体的能力和理解力。有一些孩子在学习掌握阅读技能后，就可以使用文字核查表来管理日常活动，这种方法与普通人常用的那种核查表没有太大区别，其目的都是为了让自己有条理性。对于能力较弱的多数 ASD 人士，可以学习看懂并遵守由简单的图片或照片表示的活动时间表。低幼孩子以及大多数的具象学习者，也可以用更为简单的系统，比如用具体的物品来表明"接下来做什么"（本书第六章"沟通"详细讨论了该问题）。

ASD 人士的时间表可以且应该规划有个人自由活动的时间段，因为自由的选择能够促进他们的沟通技能，增强他们对时间表的执行意愿，并让他们获得控制感和愉快感。时间表还能让 ASD 学生准确地理解那些可选项目，从而使他们做出更有现实意义的选择。

一旦 ASD 学生开始理解并执行时间表，那就该对时间表的内容做些调整。时间表不该每天相同，而应不时地刻意做些改变，这样可以帮助 ASD 人士提高对改变的忍耐能力。我们并不希望 ASD 人士越来越刻板，而是希望他们能够理解时间表，并能按照它来安排活动。我们的目标是让 ASD 人士能够接受环境中的变化，因为他们能够凭借视觉时间表来沟通，了解将要发生什么和发生的顺序。

结构化教学的教室会同时使用两种类型的时间表：全班公用时间表和学生个别化时间表。全班公用时间表可以详细说明整个班级的活动，它并不规定单个学生的具体工作活动，而是用来标示集体教学活动的安排时间（包括前面提到的 IEP 评估中所涉及的各个发育领域的教学活动，如学业技能、自理技能、家务活动或者班级活动），还包括点心、午餐、音乐、艺术或户外活动等。全班通用时间表中每周的内容会相对地保持固定，除非有郊游、特殊事件、学校庆典等特殊的集体活动。

个别化时间表是单为每个学生而设计的。高功能 ASD 人士的时间表与普通人使用的"记事本"或"待办事件清单"类似。它们列明了总体活动，并在每个时段的空白位置上写出当时的特定活动（例如科学、体育、语言、艺术、午餐、外语、数学、家居），活动完成后就打上钩，或者去掉。对文字标示理解有困难的个体，时间表可以通过图画、照片、物品或任何他们能够理解的事物来呈现。例如，用课桌的图片来表示工作时间，用秋千的图片表示户外活动时间，用卫生纸来代表卫生间，用光碟代表使用电脑的时间，用背着书包的图片表示放学回家的时间。

对于那些在理解和组织概念上存在困难的个体，他们可能很难读懂全天的时间表，那么，他们的时间表可以只展示半天的活动内容，或者每次只标出几项活动，甚至只标出一项活动。最重要的是，时间表的类型以及它展示的项目数量须符合学生的理解和组织水平。

规程与变通

我们鼓励使用规程有两个主要的原因。首先，作为对视觉时间表的补充，规程为 ASD 人士提供了另一种管理策略，帮助他们理解和预知周围的事件，从而能减少躁动和焦虑，促进能力的提高。其次，如果父母或老师未能提供规程，ASD 人士通常就会自己建立适应较低、只有自己接受的规程。例如，ASD 人士可能建立一些自我规程：进入教室或工作区后，触摸衣架上的所有外套，或者，当在餐具摆上桌时持续微笑，因为他第一次的经历就是如此。但是，如果我们教他掌握新的规程：进入教室后，直接走向玩拼图的桌子，或者在拿好餐具并将午餐放在盘子上后，应该走向餐桌，那么，他先前的规程通常能被打破，并最终忘掉，甚至更理想的是，他以后不会在头次经历就自我建立规程了。在 ASD 人士的活动转换过程中，规程尤其有用，因为这个时刻对 ASD 人士来说是个巨大的挑战，很容易发生行为问题。

规程的教学中应该融入灵活变通的内容，因为灵活变通是我们文化的真实反映。我们的世界不是一成不变的，可这却会让 ASD 人士总是感觉充满矛盾。一方面 ASD 人士对规程的依恋理应得到尊重，但另一方面也需要温和地向他们提出些挑战。挑战的具体方式包括，提供稍有变化的任务材料、选取不同的行路通道、不同的游戏玩法、给予有所变化的食物、选择不同的时机以及不同的户外活动地点等。应确保预先告知 ASD 人士规程中那些必要的结构化内容，但在细节上要有所变化，这样，就可以引导他们更多地关注整体的结构化，而非关注某些细节。

结构化的任务/活动流程

通过活动场所内的时间表与物理环境的布置，就可以向 ASD 人士指出每天的活动顺序以及各项活动的开展地点。ASD人士进入一项活动的特定区域后，就会有任务/活动流程来告诉他应该做什么。任务/活动流程能够确保ASD人士理解任务或活动，确保他们集中注意力，独立地完成任务。

ASD人士的任务/活动流程是一套组织系统，它能对任务中遇到的四个相关问题给出解答：①要求他去做什么任务或活动；②在指定的时间内要求他做多少，或者这项活动将持续多久；③他如何知道活动的进展，如何知道怎样算完成；④任务或活动完成后，下一步该做什么。

与时间表相同，任务/活动流程应该根据每个个体的理解水平，用视觉提示的形式来呈现。高功能ASD人士也许可以使用文字系统，手写出列表，用文字词汇标明任务（如数学、社交练习、书法等课程，或者分类、字母、排列等科目）。ASD学生根据文字就能知道该做什么，这些文字词汇应与书本、文件夹、篮子等容器上的标签文字保持一致。在个人任务系统中，应该标明数量，或者标明本次活动的结束时间，这样的指示能让ASD人士知道有多少工作要做。将每个活动的标签取下，然后打钩，就可以让ASD学生清楚地看到任务的进展。当所有活动的标签都打上钩之后，就做一个任务完成的标记，最后，出示下一步将做什么的文字介绍。

对于语言理解困难的ASD人士，可以用其他方式来解答上面的那四个问题。依赖具象思维的学生，他的任务/活动流程可以使用图片、符号、颜色、数字或物品来展示。例如，根据学生的能力，可以适当地使用由各种颜色做标记的任务/活动流程。在学生的工作桌面上放一个长条形的背景板，将各色磁贴按从上到下的顺序贴在那个长条板上，磁贴的颜色与他的任务盒上的颜色标签分别对应。学生通过这样的对应就知道自己应该做什么了（盒子上的彩色标签可用小磁贴，这样任务/活动流程上的颜色标示可以不去变动）；学生可根据桌面长条板上彩色磁贴的数量知道自己该做多少任务。比如，上面有三个磁贴，就意味着在本次任务时间内将要完成三项任务；他可以看到桌面上磁贴会逐渐减少，同时每完成一项任务，他就会把任务盒子摆放进完成区，如此他就能清楚地了解到任务的进展；当桌面上的所有彩色磁贴都移走时，他就知道这次课程结束了。在任务/活动流程的底部，还要用一张图片（例如，一张电脑活动的图片、一张零食区域的图片、一张休闲区域拼图，或报纸的图片等）说明完成任务后下一步将进行的活动。有关任务/活动流程的更多内容（包括图片）可以参阅以下两本书：《视觉结构化任务：

孤独症和视觉优先学生的独立活动》(*Visually Structured Tasks:Independent Activities for Students with Autism and Visual Learners*) 和《任务的欢宴》(*Tasks Galore*)①。

在一对一的教学课程中教 ASD 学生根据任务 / 活动流程来进行活动时,我们通常会根据每个学生的情况,组合运用以下这些教学方式:示范、手把手帮助、视觉提示、简单的口语提示、社会性强化,以及在快下课时安排孩子希望的活动。任务可能稍稍变化,但是任务 / 活动流程要保持一致,直到学生能够独立地运用它。然后可以在学习新项目的一对一教学课程中使用任务 / 活动流程,也可以在独立工作区域中,让学生使用这个任务 / 活动流程来独立练习先前的活动。

如本书第三章"孤独症的文化"中所述,ASD 人士很难理解我们文化中许多方面的背后意义,因而难以按照先后顺序来组织控制自己的行为。任务 / 活动流程为他们提供了一种组织技术,将各项任务与环境安排好并凸显出它们的意义。ASD 人士在执行任务时能看到进展过程,而且将"完成"这一概念具体化和现实化,就可以在任务与环境中解决他们在理解"开始"、"中间"和"结束"方面特有的困扰,有助于他们完成特定活动时能够体验到安全感和成就感。任务 / 活动流程还能够让任务与事件更好地被预告,这会降低 ASD 人士的焦虑感。它还是非常棒的泛化工具,因为一旦学生掌握根据任务 / 活动流程行动的话,那么这个系统就可以迁移运用到其他场所的各项活动中去。

例如,我们曾经应用任务 / 活动流程向 ASD 人士展示:

- 乘坐地铁或公共汽车时,起身下车之前,需要乘坐多少站。
- 在继续玩电脑游戏之前,先如何按照步骤去备好餐具。
- 在吃完饭,离开餐桌去休息之前,如何按顺序清理餐桌并把盘子放进洗碗机。
- 上厕所:脱裤子,大小便,使用卫生纸,冲水,穿裤子,洗手,然后回教室。
- 将牙膏挤到牙刷上,刷牙,吐泡沫,漱口,然后关掉盥洗室的

---

① 原注:这两本书可在北卡罗来纳州孤独症学会书店购买(网址:www.autismsociety-nc.org,电话:919-743-0204)。

灯，接着到门外等校车。

- 使用"要加饭"的卡片时，明白自己还可以加多少饭（卡片用光则表示吃完了，可以去看电视了）。
- 在自由活动之前，如何先去完成一页的数学作业、两页的阅读并写一篇读后感。
- 在回家之前，还有多少项作业治疗活动需要完成。

视觉结构化活动

正如前文所介绍的，一些传统的教学技术在 ASD 人士学习新技能、新任务的过程中常常很难见效。既然我们已知 ASD 人士的视觉强项，那么提供给他们视觉上清晰可辨且对他们有意义的任务，就能让他们最大限度地参与学习。

为 ASD 人士安排的各项活动，都应含有视觉上或空间上的明确组成要素。仅仅依靠语言开展任务，似乎很难成功。若不能向 ASD 人士提供什么可看、可握或可触摸的东西，那么这个活动就不会给他们带来足够的现实意义，也就无法长久地吸引他们的注意力。让任务更为明确、更有意义且更易于理解的视觉信息包括：视觉指令、视觉组织和视觉注释三个方面。

视觉指令

视觉指令有助于 ASD 人士理解别人期望他们去做什么。视觉指令是所有任务的必要组成部分。这些指令可以采用各种形式。有时候材料本身就可以指明个体将要做什么，例如当他玩积木的时候，我们可以把已经搭好的积木建筑造型，作为目标样品摆放在他的面前。视觉指令的另外一个常见形式是镶嵌板，它上面有轮廓，清晰无误地表明各个物品应该被放置在哪里。因为 ASD 人士喜欢配对和拼图，镶嵌板就是一个非常好用的视觉指令。例如，用一块有叉子、刀、勺子的镶嵌板和餐巾，可以向 ASD 人士说明应该选择哪一种餐具，并且把它放在餐巾上；接着提示他们将餐巾卷起来。对于那些能力较高的个体来说，书面指令是个有效的方法，可以正确地向其解释该做什么，按照什么顺序做。

视觉指令的必要性可以从几个方面理解。首先，它有助于 ASD 人士正确地理解别人期望他们做什么，这个过程中使用的是他们具有优势的视觉感知技能，而避开他们相当弱的语言技能。其次，遵守视觉指令的学习可以帮助 ASD 人士发展灵活变通的能力。他们的变通性从某种意义上看相当有限，但是这在我们的文化中又非常重要。也就是说，如果一个 ASD 人士掌握了完成一项任务的特殊技能，那么要想改变这个任务的规程往往就会出乱子。可是，一旦个体服从视觉指令的能力得到了发展，那么在必要时，就可以用这种机制改变他在任务中操作材料的方法。例如，有时要求 ASD 学生将干净盘子摆放在桌子上，但有时也会要求他们把盘子放在橱柜里；有时把纸折起来放进信封里，但有时也要把信撕碎；有时要将叉子、勺子和刀分开放，有时要把它们一起卷在餐巾里；有时穿上外套就意味着回家，但有时这也意味着要出去散步。若 ASD 人士掌握了跟随视觉指令，那么一旦指令发生变化，他们的反应也会跟着变化，这样，用同一套任务材料就可以向他们指示不同的任务程序。

视觉组织

材料的视觉组织也能促进 ASD 人士学习。在任务中使用的材料要尽可能不让个体分心，保持他们的平稳。如果 ASD 人士要用的任务材料没有恰当地摆放或固定好，那他们往往会频繁地走神。摆放混乱的材料给他们带来的感觉刺激会很糟糕，很容易导致分心甚至崩溃（例如，材料掉落一地，被遮盖或者混在一起等）。既然 ASD 人士自己组织任务材料的能力很有限，那么老师、父母等监护者就必须按照吸引人的、有顺序的且负面刺激最小的方式来组织好材料。例如，分类任务会涉及各式各样的材料，如果把材料整齐地放在容器里，而不是散乱地放在他们面前的桌子上，那么 ASD 人士成功完成任务的概率就高，焦虑感也更少。同样，在教 ASD 儿童每天早晨洗漱的规程时，在视觉上给予明确的区分往往很有用，比如将洗脸和洗手、梳头、刷牙所需要的各个物品分别摆放在单独的容器里，而不是将所有用品杂乱地放在盥洗台上。在学业技能的教学中，应该将每项学习任务放入各自单独的文件夹里，而不要将大叠的书和作业本堆摆在学生的课桌上。结构化教学通常都会使用到很多教具，专门用于给学生提供视觉组织，例如文件夹、篮子、盒子、魔术贴、双面胶、胶带等。

视觉组织的另外一个例子是，在做家务活儿时尽量让任务视觉结构化。

如擦窗户时，若窗户较大，ASD 人士学习这项工作时常会犹犹豫豫，不知道自己该从哪里开始，该怎么做。这时就可以用胶带将整扇窗户分割成视觉上有明显界限的四个方格，让他感觉每项擦洗任务的面积不大，容易操作。这种看似平淡但实际很重要的视觉提示方式，能够让 ASD 人士完成原本非常复杂的任务。

视觉注释

对任务提供视觉注释，能帮助 ASD 人士抓住任务中的重点和要点。在材料过多的任务中，他们常常会感到困惑而不知所措，如果材料的数量有限，且任务具有视觉特色，那么就容易被他们理解。例如，在分类教学中，初期的任务应该使用视觉对比强烈、易于辨别的颜色或形状（如，"红色"对"绿色"，而不是"红色"对"橙色"，应该是"大"对"小"，而不是"大"对"中"）。再如，如果任务是将一张桌子擦干净，那么，额外撒一些脏东西或碎屑在上面，能让 ASD 人士更容易理解这个家务活的目标，因为我们放大了"干净"与"脏"的差别。在学业课程用到的书本资料上，可以有很多加入视觉注释的技巧，比如，把纸张翻折一下，只把与任务有关的内容向学生做局部展示；将要求学生阅读的章节部分用荧光笔进行标记；将一些书本内容进行剪贴，来加大各部分的间距等。

本章小结

结构化教学依据的假设，是针对 ASD 人士的教育项目越是贴近他们的神经发育需要和偏好，就越能促进他们的理解和学习。与仅依靠语言教学的普通教育方式相比，TEACCH 提供的有强烈视觉线索的结构化环境，能更有效地迎合 ASD 人士的需求，因为有条理的、视觉上明确的环境和线索，更符合 ASD 人士的应对方式。结构化教学有助于 ASD 人士的自我管理，让他们更适当、更独立、更有效地组织自己的生活，适应周围的环境。

第五章 结构化教学的理论背景

结构化教学是 TEACCH 针对 ASD 人士发展出来的一套干预策略，它融合了诸多教育心理学的原理与技术。例如，在二十世纪七八十年代，TEACCH 创立早期阶段，正值行为主义学派在发育障碍的教育干预方法中占据主导地位，TEACCH 的干预实践也强调有节制地运用奖励和惩罚。这与如今基于应用行为分析（Applied Behavior Analysis, ABA）的很多课程非常相似。结构化教学进而在应用行为分析课程中融入了高度结构化的学习环境，以帮助 ASD 人士进步。但是，与许多应用行为分析方法不同的是，TEACCH 并不依靠重复的回合尝试（trials）来建立结构化，那种应用行为分析的回合尝试过程一般是以辅助开始，随后给予物质的强化。考虑到这种做法有可能会导致 ASD 人士对这种有规律性的重复产生强烈的依赖（常被称为"辅助依赖"），甚至还可能会加剧他们本已严重的泛化能力缺乏的问题，TEACCH 通过对物理环境的布置、对活动的组织策略，以及对教学材料的呈现方式来建立结构化，这点与蒙台梭利在普通儿童教育中所运用的方法很相似。以视觉途径来系统地呈现教学材料，这对 ASD 人士具有更多的实际意义，同时这种做法还能充分发挥出他们的个人强项和兴趣。

20 世纪 70 年代至 80 年代早期，结构化教学开始着手融入认知—社会学习理论（cognitive-social learning theory）的观点，因为我们看到，ASD 学生在奖励和惩罚的行为干预过程中，对所"学会"的内容存在理解与泛化方面的问题。

根据班杜拉、瓦尔特斯（Bandura & Walters, 1963）和米舍尔（Mischel, 1971）的研究，认知—社会学习理论认为，应用行为分析方法特有的外部奖励和惩罚虽然很有用，但是应更强调行为的内在决定因素。认知—社会学习理论认为，一个人的想法、期望，尤其他对所处环境的理解，与奖励和惩罚有着同等重要的影响力。这些来自另一角度的观点，如今已成为结构化教学方法的重要组成部分，因为 ASD 人士身处的环境非常重要，会影响到他们的学习能力和理解能力，可最重要的是，他们能够把所学到的认知在环境转换时应用到另一个场合中。在社会学习理论的影响下，结构化教学虽然也使用奖励，且做得非常有效果，但结构化教学更强调让 ASD 人士在动态环境中提高预知能力，提高对环境意义的理解。

当然，让环境与活动对 ASD 人士具有现实意义是件很有挑战的事，因为他们与典型神经发育者（Neurotypical, NT）不同，对环境、材料与事件的理解方式不一样。弗里思（Frith, 1988）的研究曾提出，由于中央统合能力（central coherence）的缺乏而导致的障碍，是 ASD 在理解方面存在问题的根本原因。按照这个说法，普通儿童和成人对学习具有某种内在的动力，能够将碎片信息组合在一起，更宏观、整体地做出观察和理解。但 ASD 人士似乎无法获得这种内在动力，因而他们的感知觉与认知过程大多是碎片化的，而且，这样的感知觉和认知之间还很少关联在一起。其结果是，典型神经发育者有能力发现并组织出影响其自身现实意义的个人体验，而 ASD 人士则只能对特定的碎片和细节有更好的反应。克莱尔·塞恩斯伯里（Claire Sainsbury, 2000, p.24）在其著作中记载，一位年轻的女性孤独症人士说："虽然 ASD 人士往往只见树木不见森林，但我们看树木能够看得更清晰。"本书第四章"结构化教学"详细描述了 TEACCH 如何布置环境和组织活动，以令其对 ASD 人士更具有意义。

发展心理学的观点也为 TEACCH 和结构化教学提供了建设性思路。认知—社会学习理论，从认知的加工过程角度，为 TEACCH 帮助 ASD 人士提高合理预期的能力指明了方向，而发展心理学则令 TEACCH 更多地关注个体的体验与其认知水平之间的联系。ASD 人士的发展评估通常都很复杂，因为 ASD 一般并不遵循典型的发展进程。可是了解每个 ASD 人士的发展情况非常必要，这样才能让教学活动在最具意义的任务水平上开展，才能帮个体建立相应的适当预期。如果任务有意义，那它就能更容易地被 ASD 学生理解，更能得到独立的应用，最终得到泛化。这种观点要求任务和材料要有难易程度不同的个别化，而这恰恰是其他许多方法未能体现的，进行一对一教学时，其他方法往往对所有学生都使用相同的信息和活动。TEACCH 不提倡所有学生通用的标准课程，因为每个 ASD 学生有其特定的能力水平和学习模式。在制订教育计划的过程中，评估发展水平是一个必要的步骤。

在理解环境和活动的意义上，ASD 人士的个别化模式非常重要，认识到这点，就有必要关注更多的资讯去了解大脑，了解 ASD 人士是如何学习和组织信息的。20 世纪 80 年代和 90 年代的大量证据已经证明，ASD 人士在思维、学习、理解和感受上，具有与普通人不同的方式。理解这些差异具有重要的指导意义，能让教学内容更有意义并更易被理解。尤其在对 ASD 人士的视觉思维（visual thinking）、执行功能（executive functioning）和注意力差异（attentional differences）的理解上，这些方面的最新研究进展，让结构化教学从中吸取了新的理论。

天宝·格兰丁是一位著名的有着卓越成就的 ASD 成人，是她增进了我们对这个群体视觉优势的理解。她在《用图像思考》[①] 一书中讲述，她不像典型神经发育者那样利用词语和观念来思维，而是利用视觉进行思维。图片的视觉影像比词语和观念能让她的思维更为准确，进而让她在那些更需要形象化的领域中表现得更为优异。这种思维方式的劣势在于视觉概念过于具体，因而 ASD 人士掌握抽象的观点与概念的能力不足。对观点和概念难以做出抽象化的理解，反过来加剧了 ASD 人士泛化的困难。

各项研究成果综合在一起表明：相对于听觉信息，ASD 人士能够更好地加工视觉信息，对其理解也更为全面（Hermelin & O'Conner, 1970; Quill, 1997; Shuler, 1995; Tubbs, 1966）。结构化教学根据这些成年 ASD 人士的个人报告以及专业的文献资料，发展出了新的教学技术，强调信息的不同特性，更多地依靠信息的视觉呈现。正是通过对视觉信息的重视，结构化教学促进了 ASD 人士的思维与学习。

有多项研究分析了 ASD 人士的执行功能缺陷，奥佐诺夫（Ozonoff, 1995）的研究中记录了某些大脑区域的差异与困难，这些区域的脑功能掌管着组织技能、冲动控制、应变调节等精神或心理学策略。根据此项发现，TEACCH 精心发展出了多项组织技术，从而帮助 ASD 人士更好地发挥他们的功能。

ASD 人士在执行功能以及有序地利用信息方面存在的问题，让他们很难理解并执行日常序列活动。他们不能领悟下一步会发生什么，也不知道会以怎样的顺序发生，这是造成其焦虑的主要来源之一，其结果就是导致行为问题的出现。因此，视觉化的时间表成为结构化教学方法非常重要的一个组成部分，为 ASD 人士在其能力范围内提供了有条理的信息，讲明了将要发生的事情以及预期，是对 ASD 人士缺乏组织能力、易冲动或者过度关注细

[①] 编注：《用图像思考：与孤独症共生》（*Thinking in Pictures: My Life with Autism*）中文简体版 2014 年由华夏出版社出版。

节等思维和行为方式的有效弥补。

使用时间表管理 ASD 人士的日常生活很有必要，但还不够，因为执行功能缺陷也会干扰 ASD 人士某些活动的组织能力。虽然时间表可以让他们到达指定的地点，但仍需另一项技术来向其说明到达之后该做什么以及怎么做。这第二项组织技术就是任务/活动流程，它实现了这个目的。

关于执行功能缺陷的研究，让我们更好地理解了 ASD 人士变通能力弱和转换能力弱（从一项活动转换至另一项）的特点。关于 ASD 人士的刻板行为也已有很多研究，它被普遍认为是一个重要难点。需要有一项技术，能够在固定的规程中加入灵活的变化，而且让变化逐渐出现并提供 ASD 人士可以利用的熟悉线索，如此就能让 ASD 人士在社区活动中有效地发挥出自己的功能，最终实现一定程度的独立。这项技术是基于神经心理学的原理，来自关于执行功能的研究文献，本书第四章"结构化教学"对此有所论述。

埃里克·库尔谢纳（Eric Courchesne）博士做过的一项重要研究，检测了 ASD 人士的神经心理学缺陷（Courchesne, 1989）。他报告说，ASD 人士在注意力转换中存在问题，他们的注意力很难被吸引，而一旦被吸引，也很难从该项注意上转移开。与普通学生相比，ASD 学生在这种注意力的维持能力上存在的差异，有很重要的意义。在各类场合中，都很需要尽力地维持住 ASD 人士的注意力，才能使其参与到有效的教学和职业活动中去。如果做不到，那通常会很不幸，ASD 人士会很快把注意力放在无效且往往具有破坏性的行为上，例如，自我刺激活动、在房间里乱跑乱跳、打扰他人等。在非结构化环境中，父母、监护人等陪护者，常尽力让 ASD 人士的注意力从这类行为上移开，试图让他们进行更加有建设性的事，可由于他们的注意力缺陷，陪护人都知道这是个非常困难的过程。

有了对注意力缺陷的深入理解，TEACCH 更侧重于 ASD 人士对活动的参与能力，尤其在 ASD 人士刚进入活动场所时，以及活动项目的转换阶段。此时，要避免让 ASD 人士的困惑叠加在一起，既然他们无法将注意力从先前喜爱的活动上移开，那就不该再要求他们去集中注意力于另一项任务。在结构化教学中，TEACCH 开发的任务/活动流程（参见第四章"结构化教学"）能够最大限度地帮助 ASD 人士提高参与活动的能力。这套专为他们设计的系统，特别包含了 ASD 人士所熟悉的规程，专用且清晰的工具与材料，条理有序且有明确提示的活动任务，尽可能满足个别化的特殊兴趣。这些重点特征，都是在突出强调对活动的参与能力，特别是针对日常的活动转换阶段，这使 ASD 人士更有可能乐意参与有意义的任务，并更能减少他们出现分心、无聊和破坏行为的情况。

针对低龄幼儿个体，TEACCH 项目提出的概念是"以儿童为中心"，这也是斯坦利·格林斯潘（Stanley Greenspan）创立的"地板时光"（Floor time）模式，或称为 DIR（Developmental, Individual-Difference, Relationship-Based Model, DIR; Greenspan and Wieder, 1998）[①]模式所主张的。各种针对 ASD 学生的教育方法常会将某个理论概念作为中心（例如，将强化作为中心内容），或者以社会—政策目标作为中心（例如，将正常化或融合作为优先目标）。但是，在 TEACCH 和地板时光项目里，儿童是中心，所有策略和干预的设置，都以孩子及其家庭的需要和兴趣作为中心。以儿童为中心的方法与其他大多数心理教育方法不同，其他方法通常是基于普通儿童的特点设计出一套教程，然后通过鼓励、强制或其他手段，让所有存在差异的儿童去适应相同的课程。与之相反，TEACCH 和地板时光则建立在个体的独特兴趣、能力范围以及个性风格上。

总之，结构化教学是博采众长的一种方法，融入了多种重要的心理学理论和传统策略。TEACCH 的策略反映出了本领域广泛应用的行为主义学派原理，扩展了认知—社会学习理论和发展心理学的观点。TEACCH 还应用了神经心理学方面的研究成果，增进了我们对思维与学习过程的理解，了解了 ASD 人士存在怎样的差异。课程的个别化（面向年幼的学生时表述为"以儿童为中心"）而非标准化，是 TEACCH 策略的核心。这个博采众长综合起来的模式，就叫作结构化教学，它不仅在北卡罗来纳州，也在全美国，乃至在全世界，让 ASD 人士在家庭里、在社区里，能够更有效、更独立地发挥出自己的功能。

---

① 编注：详细介绍地板时光的两本书《地板时光：如何帮助孤独症儿童沟通与思考》和《特殊需要儿童的地板时光》中文简体版 2018 年由华夏出版社出版。

第六章 沟通

简介

沟通受损是孤独症定义的特征之一（美国精神病学会，2000）。早年，凯纳医生（1943）描述了他的儿童患者所表现出的鹦鹉学舌、语言书面化和代词颠倒的现象；阿斯伯格医生（1944）描述了他的病人所表现出的言语模式、词汇量和喋喋不休等异常现象（Asperger, 1991）。从那时起，孤独症谱系障碍个体在沟通上的困难，就开始成为学者、教师和障碍者家庭最为关注的主题。

本章将论述在与孤独症人士共同生活时沟通的重要性，概括介绍沟通的发展、沟通的障碍以及对孤独症沟通能力进行干预等方面的相关文献，然后阐述 TEACCH 项目在沟通技能教学上的方法。

沟通技能的重要性

孤独症人士对社会性沟通的回应能力极为有限，也很少能主动沟通，这严重阻碍了他们与人进行持续交流的尝试（Lord & Magil-Evans, 1995）。家长和老师似乎更容易做的是直接为孤独症人士做事，而不是尽力去引导他们的沟通——对于孤独症儿童更会如此，于是大人们常会轻易地下结论说，孤独症孩子不能说话或不会说话，而这些孩子也正因为此种观点，更加被忽视了。这显然造成了一种恶性循环，令孤独症孩子在各种场合中丧失了潜在的沟通机会，令他们更为孤立，更不会沟通。

沟通对所有人都非常重要，教孤独症孩子学习沟通的意义，和我们普通人无异。沟通能让我们的需求得到充分且准确的满足。如果没有沟通，就很难知道别人在想什么。饿了？想要花生酱还是奶酪？想要我们帮忙去拿那个玩具？冷吗？想出去吗？鞋子不舒服吗？想玩电脑，还是想切换电视频道？

对于某些诸如此类的特定要求，家长可能会进行猜测与尝试，然后经过自我否定的过程，最后鉴别出孤独症人士的要求。然而，除了满足要求之外，沟通还有一项功能，就是表达自己的个性特征。比如，他对看到的哪样东西感兴趣，他当前的某种情感体验能否被别人理解，他的思想、想象或者建议和主张能分享给别人，让别人获益，让他人欣赏吗？

除此之外，既然我们普通人都很清楚地体会到了社交带来的好处和快乐，那么我们当然也希望 ASD 人士能掌握社会性沟通技能，希望他们也能够尽可能地体验到这种好处和快乐。我们都曾体会过，一起在游戏中玩耍，一起看电影时大笑，或者一起在泳池里戏水，都会获得很多快乐。如果我们能带 ASD 孩子一起参与这些社会性沟通体验，那就能让他们的生活更加丰富，而他们的快乐也就不仅仅局限于简单索要食物、饮料和玩具之中。

沟通还能带给 ASD 人士另一个好处，即他们一旦能够理解他人的信息，就会减少挫折感和无助感。例如，我们向其讲解正在发生的事件（如暴雨或火灾），或者讲解接下来将会发生的事（如要去吃饭了、去上学、回家、去商场等）。这类讲解对所有孩子都很重要，但是对 ASD 人士尤其重要，因为他们通常最容易感到困惑的就是环境与事件的顺序与时机（这也是 ASD 人士痴迷于固有常规，一旦突然有变化就会焦虑的原因）。如果我们能就事件的顺序与其沟通，就能帮助他更感舒适。通过沟通，会让 ASD 人士对这个世界感到有序和可控，这样我们也就能够帮助他们参与其中，甚至让他们主动地参与到活动中去，并建立起人际关系。

同样，若 ASD 孩子能够用他人可以理解的方式表达出自己的愿望，那他就能减少挫败感和不愉快。比如，他表达想要的是果汁而不是水，他不想玩拼图而想玩橡皮泥，他想要一支新的蜡笔替换掉手中包装已破旧的那支等。如果家人和老师能够理解并满足孩子的这些愿望，那他自然会更加快乐。

最后，教会 ASD 人士运用有效的沟通技能来表达自己，来理解家长和老师，这能够减少行为问题，诸如哭闹、尖叫、乱扔教具、重复发问，甚至攻击等。最常见的情况是 ASD 人士对身边正在发生的事件感到困惑或挫折。通过教给他们正确的沟通方法，帮助他们理解正在发生的事件，去参与改变或影响事件，这样就可以把脾气发作、不同寻常的重复行为等诸多问题，转变为他们对自身紧张感受的表达（Carr & Carlson, 1993; Carr & Durand, 1985; Durand & Carr, 1992; Frea, Arnold, & Vittiberga, 2001; Goldstein, 2002; Hurting, Ensrud, & Tomblin, 1982; Koegel, 2000; Mirenda, 1997）。

定义

语言是一种可被两个以上的人共同理解,并用于与他人分享信息的、正规的符号系统,例如,英语口语、法语书面语、美国手语以及古埃及象形文字。如果你认识某种特定的符号,就能够理解它们所表达的信息,且能够运用这个语言符号来表达自己的想法和意图。接受性语言是指能被理解的语言,而表达性语言则是指说出来的语言。接受性语言是表达性语言的基础,理解接受性语言才能形成有意义的表达性语言。

语言是沟通的一种形式,沟通的外延很宽,还包括其他的行为,如肢体动作、面部表情、哭泣之类的发声,以及人们相互之间刻意地传递信息的任何其他符号。贝茨(Bates, 1979, p.36)把沟通定义为"使用符号的行为,符号的发出者清楚该符号会对接受者有影响作用,他可能持续自己发出符号的行为,直至达到了预期的效果,或者直至事实明确地表明没能达到效果",这个定义在1997年被引用(Wetherby, Schuler & Prizant)。根据这个定义,如果发送者刻意做出某个行为,那么该行为就是沟通,而不论观察者/接受者能否对其做出有意义的理解。但此领域中的其他人(Wetherby et al., 1997)认为,任何行为都具有沟通的功能,即使在发送者的角度上它是无意识的。根据此定义,婴儿的啼哭就是与父母"沟通"饥饿感或紧张感的,即便婴儿尚未如此理解,尚不能预期父母的反应。

语言可从多个侧面进行独立分析。**语义**(Semantics)指构成语言的符号的**意义**。例如,英语等的口语或书面语中,语义指词汇的含义。**话语**(Speech)是语言**声音**的产物。类似的其他术语有:**清晰度**(articulation)和**音韵**(phonology)。语言声音的另一个方面是**韵律**(prosody),即指言语的**节奏、语调**(intonation)及**张力的模式**(Baltaxe & Simmons, 1992)。**句法**(Syntax)这个技术术语是指语言的规则或语法。例如,英语里主语通常位于动词之前,形容词位于被修饰的名词之前等。与句法密切相关的是语言**形态学**(morphology),即词汇的词尾后缀的特定含义,例如,英语中"-s"指复数,"-ed"指过去时等。**语用**(pragmatics)是指语言在情境中的功能性**应用**。塞伯特和奥勒(Seibert, Oller, 1981, p.78)将这些语言要素间的关系总结为:"语法技能的训练就是教孩子如何说事,而语义技能的训练就是教孩子如何有意义地说，语用技能的训练就是教孩子如何在适当的环境里有意义地说，从而获取事物。"

关于孤独症的沟通与语言模式的研究文献

近三十多年来，研究人员一直在上节所介绍的那些语言要素的各个侧面上，对 ASD 人士的沟通和语言技能进行着探索。

表达性语言的发展有哪些因素

ASD 人士中，最终能够发展出有意义的表达性语言的比例，早先一般估计为 50%（Konstantareas, 1996; Wetherby et al., 1997），但是近来的研究，即广泛开展了特殊教育和言语/语言治疗服务之后发表的研究表明，这个比例显著地提高了。例如，有人发现（Eave, Ho, 1996），在他们的样本中有超过 80% 的孩子（平均年龄 11.5 岁）能在家里使用至少 6 个词汇进行沟通。凯格尔报告，在 50% 的无口语孤独症儿童中，通过适当的"自然"干预，有 70% 能够学会"至少某些表达性的语言"（Koegel, 1995, p.18）。罗杰斯在回顾了各种早期的干预项目之后发现，73% 的幼儿完成了干预项目后（通常为 5 岁时）能够产生有用的言语（Rogers, 1996, p.243）。凯格尔在后来的研究中再次表明，"在 5 岁前开始干预的 ASD 儿童，多达 85%~90% 能够学会使用口语沟通，并将口语作为基本的沟通方式"（Koegel, 2000, p.384）。但其他人（Lord & Paul, 1997）指出，关于表达性语言应用的各方研究报告，信息尚不够完整，未包含诸如儿童说话的频率，在什么情境下说，说出句子的长度，或者为了什么目的说。有些 ASD 儿童只有少量的单个词语的表达，有些则数日或数周不说话，也有的能重复电视节目中的长句子，却几乎不会运用语言表达日常目的，例如表达要求或者参加社交活动等。

最近的几项研究着手测验了早期的发展因素与最终的言语发展之间的关系。斯顿和约德（Stone, Yoder, 2001）报告说，在 2 岁时的动作模仿能力，以及 2~3 岁接受言语/语言治疗的课程密度，与这个孩子到 4 岁时的言语发展水平显著相关。他们认为早期模仿技能的预测作用很重要，"由于动作模仿能力具有社会性的指标成分，而且它易于评估，所以动作模仿可能是 ASD 儿童未来语言发展一项非常有用的早期预测因子"（p.354）。该研究的统计分析表明，2 岁时的言语技能与后来的语言发展存在相关性，而相比之下，2 岁时的物品玩耍能力，以及主动的共同注意能力，与后来言语发展并无显著的相关。不过，这些发现与另一份报告（Sigman & Ruskin, 1999）存在某些差异，他们发现在 2~6 岁能有共同注意并做出相应反应的能力，与 10~13 岁时言语的发展水平显著相关，而且早期的功能性（非符号性质的）玩耍与日后的言语能力相关。斯顿和约德（Stone, Yoder, 2001）推测两者研究结果的差异可能源自对共同注意能力的测量方法不同，也可能因为被试年龄不同（2 岁时可能发展轨迹变数更多而可预测的发展方向则较少）。

5 岁之后的 ASD 儿童，仍有一些能够发展出言语（e.g., Ballaban-Gil et al., 1996），但是人们通常认为，ASD 儿童 5 岁时在言语发展上所存在的缺陷指标，能够用来预测他们未来在独立性方面将面临的障碍（Lord & Bailey, 2002）。

是否有曾经发展出表达性语言但又丧失的案例

少部分孤独症儿童（根据各种资料显示大约占 20%~37%）曾出现过一些表达性语言，可后来又丧失了（APA, 2000; Davidovitch, Glick, Holtzman et al., 2000; Goldberg et al., 2003; Kurita, 1985; Lord & Paul, 1997; Lotter, 1966; Mantovani, 2000; Shinnar et al., 2001）。有人（Kurita, 1985）曾分析了 97 个孤独症儿童，得出的统计数据如下：在言语又失去之前，绝大多数（94%）不过只是曾经自发地使用过个别单词，比起没有言语丧失经历的其他 ASD 孩子，他们开始使用词汇的时间更早些，而且在其他发育方面，多数孩子（78%）在他们语言丧失之前，就已经显示出某些发育异常了。他们停止说话的平均年龄是 18 个月；其中 73% 的人在开始说话之后的 6 个月内开始出现语言丧失，约 1/3 在出现言语后的 1 个月内就出现了语言丧失。另外一项研究（Kurita, Kita & Miyake, 1992）报告了相似的结果，他们分析了一组 51 名出现了语言丧失的孤独症幼儿。戈登堡等人（Goldberg et al., 2003）发现，语言丧失的年龄段一般在 18~21 个月，而且与其他能力的丧失几乎同时发生，或者，语言丧失更早发生。这种语言能力丧失的原因还不清楚，有学者（Tager-Flusberg, 1997）推测：处于语言发展最早期的幼儿，缓慢地学习了将特定的词语与非常醒目的物品或活动联系在一起（例如，瓶子、出去玩、爸爸），但是他们未能进入下一个发育阶段，未能快速地理解并泛化出含义更丰富的词汇。因此，这种看上去好像是语言能力的突然丧失，其实只是他们不能进入到下一个语言发展水平，而同时他们却逐渐丧失了已记住的词汇。这种说法也许是较好的一种解释。

哪些因素阻碍语言发展

未能发展出表达性语言的 ASD 人士，似乎也就不能发展出良好的理解和沟通能力，他们因此而"缺乏沟通意图"（Prizant & Wetherby, 1987）。也就是说，ASD 人士虽然具有口腔运动能力，能发出声音，甚至能仿说词汇，但是他们似乎并不知道表达自己的需求是能够影响到他人的（Curcio, 1978; McHale et al., 1980; Prizant & Duchan, 1981; Stone & Caro-Martinez, 1990）。ASD 人士发现，要获得自己所需的物品，靠自己的行动比靠沟通让他人帮助拿取更容易。如果缺乏干预，未能教会他们有意义的沟通技能，那么他们所面临的风险就是，语言发展停滞在功能缄默的状态，而在社会交往上将陷入更深的孤独。

其他 ASD 人士也存在此类特征性的障碍。他们也许能够对他人发出的沟通或指令做出反应，但是一旦独处时，他们就只是被动地坐着，很难主动发起沟通（Wing & Gould, 1979）。这种主动性的缺乏显然与沟通交流的自发能力有关（Koegel, Koegel, Shoshan et al., 1999; Stone & Caro-Martinez, 1990）。

孤独症对口语发展带来干扰的另一个因素可能来自感觉统合的失调，包括对声音以及口语的听觉加工的失调（Anzalone & Williamson, 2000; Dawson & Watling, 2000; Kientz & Dunn, 1997; Lord & Risi, 2000）。很多 ASD 人士都似乎有过度敏感的感觉，包括对声音。例如，他们对嘈杂场所的噪声，如吸尘器、警报器的声音很敏感，一旦听到就会捂住自己的耳朵，表现出紧张。另一部分人却对声音过度迟钝，以致有时会被误认为耳聋。还有些人甚至兼具这两种表现。此外，有的理论认为，ASD 儿童对语言的加工只能以完形或整体（gestalt or holistic）的方式进行，而不能对句中的词汇以及词汇的局部进行拆解和分析（Wetherby et al., 1997）。总之，对于 ASD 人士来说，相比于视觉通道，他们的听觉通道更不完善，这会让他们更感不适。

研究表明，与普通儿童相比，孤独症儿童即便发展出了有意义的语言，这个过程也很缓慢而滞后。这种现象的原因之一是，孤独症人士常伴随有智力落后，在过去的文献报告中，这个比例约占 75%（Mesibov, Adams,

Klinger, 1997），不过，如今统计的数字有所下降（Bryson & Smith, 1998）。智力落后意味着儿童的认知和适应性能力落后于生理年龄。这样的 ASD 儿童与普通儿童相比，学习进展缓慢得多，需要大量重复指导才能掌握各项发展技能。正常发育的婴儿会有数月的时间来倾听他人的话语，然后才开始理解这些话语，之后再过一段时间，他们的表达性语言才开始出现。孤独症儿童也遵循这样的历程，但需要有相当长的时间去建立语言关联，最终将自己的沟通系统与具体的物品或活动建立起联系来。虽然每个人学习建立这种关联所需的时间尚无法预测，但伴随智力落后的孤独症人士掌握各项认知能力（包括沟通）所需的时间都会显著地高于平均水平。所以，接受性语言和表达性语言的延迟也许只是整体发育迟缓的一个侧面。

除了可能伴随智力落后的情况之外，ASD 还有另一种情况，就是众所周知的阿斯伯格综合征，或称阿斯伯格障碍（APA, 2000），有时也称为高功能孤独症（Mesibov, Shea, Adams, 2001; Schopler, Mesibov & Kunce, 1998）。这种类型的孤独症与智力落后没有关联，在其发育阶段中，能够适时地发展出相应的语言里程碑。但是，阿斯伯格综合征/高功能孤独症人士仍然存在语言发展的其他障碍，包括语调怪异，对语言的抽象含义如幽默、反讽和修辞等的理解非常有限，难以与他人维持你来我往式的对话（Klin, Volkman, 1997; Landa, 2000）。阿斯伯格综合征/高功能孤独症人士通常的确掌握了阅读和书写技能，可以达到与其年龄相当的水平，但在某些学业任务中，例如，含有抽象概念或含有人际关系的阅读理解，他们的能力水平仍然较低（Minshew, Goldstein, Siegel, 1995; Minshew, Goldstein, Taylor et al., 1994）。

孤独症会对各种语言技能造成同等障碍吗

尽管大量的科研和临床工作把重点放在 ASD 儿童表达性语言的发展上，但是同样应该强调的是，不能忽视接受性语言给他们带来的重重困难，这些困难甚至很难跨越过去（Lord, 1985; Lord & Paul, 1997）。洛德（Lord, 1985）指出，"普通儿童能够在语言和情境之间自如地切换，这是因为他们能够理解情境，并且能预测接下来可能发生的事，从而可以判断出语言所表达出的含义"（p.258）。相反，ASD 人士却很难将现实的具体意义与对语言的理解联系到一起。因此，在一项研究中（Tager-Flusber, 1981b），研究人员发现孤独症儿童并不运用已有的知识来帮助自己理解句子含义，例如，理解"宝宝戴着帽子"和"帽子戴着宝宝"这两个句子的差别。洛德（Lord, 1985）把孤独症儿童描述为"双重障碍"（p.258），因为他们不仅在组织语言结构上发展迟缓，对自己周围的世界也理解得很少，因而也就无法帮助自己去理解描述这个世界的语言。即便拥有较丰富词汇量的大龄 ASD 人士，在理解那些涉及隐喻、歧义、比喻、反讽以及文字游戏上，仍会存在明显的困难（Landa, 2000）。

关于表达性语言的研究发现，虽然多数 ASD 儿童的发育要比平均水平迟缓，但是他们在语言获得的发展路径上，遵循着与普通儿童一样的轨迹，只不过他们的语言发展在某些方面存在显著的障碍（Konstantareas, Beitchman, 1996; Swisher, Demntras, 1985; Tager-Flusberg, 1994, 1997, 2001; Wetherby, rutting, 1984）。

特别是，已经发展出表达性语言的 ASD 儿童，他们的音韵能力[①]（phonological skills）通常也会按照普通儿童的同样顺序发展出来。但另一方面，韵律（prosody）却普遍地存在某些异常（Baltaxe & Simmons, 1985; Tager-Flusberg, 1981a, 1997）。弗里（Frea, 1995）对 ASD 人士异常韵律特征的相关研究进行了归纳，包括"单调而无表情的口语，快速但间断式的说话模式，平淡的语调，错误的重读，过高音调且音调无变化，嘶哑、刺耳及过重的鼻音，音量过高或过低或错误的音量变化，错误的主句重音"（p.56）。除了缺乏较为复杂的自发性说话能力之外，有口语的 ASD 儿童在运用句法（语法）的能力上与年龄较小的普通儿童和智力发育迟缓的儿童水平相当（Pierce & Bartolucci, 1997; Tager-Flusberg et al., 1990）。

ASD 儿童的语义[②]能力通常是迟滞而失常的。凯纳的经典观察（1943）所报告的 ASD 儿童"我""你"混淆的现象，是他们标志性的常见词汇障碍。他们不理解说话人变化会导致语义随之变化，"这里"和"那里"的混淆也是这种情况的例子（Bartolucci, Pierce, Streiner, 1980）。有些 ASD 儿童还表现出一方面虽能使用生僻的词汇和短语，而另一方面却在理解他人讲话上存在困难（Lord, Paul, 1997; Volden & Lord, 1991）。

赫梅林和奥康纳（Hermelin, O'Conner, 1970）的实验性研究发现，在词汇记忆任务中，与普通儿童或者发育迟缓儿童相比，孤独症儿童似乎很少利用语义

---

① 原注：音韵能力（phonological skills）指辨识语声和发出语音的能力。

② 原注：语义（semantic）指词汇和含义。

上的分类来帮助自己记住单词串（例如，"蓝、三、红、五、白、六"），相反，他们好像只是随机地记忆。研究还发现，对那些涉及社会性、情绪内容以及描述心理过程的相关词汇（例如"想"和"假装"），孤独症儿童应用得更差。

ASD 人士的表达性语言障碍，最能引人关注的是语用（pragmatics）领域（Baron-Cohen, 1988; Lord &Paul, 1997; Tager-Flusberg, 1981a）。布鲁纳和韦瑟比（Bruner, 1981; Wetherby, 1997）描述了沟通中的三种基本的语用功能：①调节他人的行为（例如，要东西喝或者防止被别人触碰）；②社会性互动（例如，发出声音引起注意）；③共同注意（例如，指向某个物品或谈论某件事物，从而与他人分享其中乐趣）。韦瑟比（Wetherby, 1986）指出，如果 ASD 儿童能发展出布鲁纳所列的这三项语用功能，那也是按照这样的先后顺序出现。有些 ASD 儿童几乎不会开展以共同注意为目的的沟通。即便那些口语功能相当不错的 ASD 人士，在运用口语时，往往也不会像普通人那样，他们不具备目的性、灵活性以及社交敏感性（Capps, Kehres, Sigman, 1998; Eales, 1993; Fine, Bartolucci, Szatmari, Ginsberg, 1994; Stone, Caro-Martinez, 1990; Tager-Flusberg, 2001; Twachtmanm, 1995）。

韦瑟比和普鲁丁（Wetherby, Prutting, 1984）比较表达性沟通处在相同发育阶段（能说三个词的语言阶段）的 ASD 儿童和普通儿童，鉴定了其语言发展方面的差异。该研究中，孤独症组的平均年龄为 9 岁 6 个月，而普通儿童组的平均年龄是 1 岁 7 个月。在一小时的观察过程中，两组在沟通行为的数量方面没有显著的区别；事实上，孤独症组中的低龄孩子还发出了较多的沟通行为。但是，两组被试运用语言的目的显著不同。孤独症儿童多为要求物品、要求玩耍或者表达抗议，他们没有对他人的认可、炫耀、评论，也没有为了某个社交目的而对物品命名，极少能观察到社会性沟通功能。相反，普通儿童的沟通运用展示了各式各样的功能，包括孤独症儿童从未表现出的社交性目的。其他针对低龄 ASD 儿童的研究也报告了类似的情况（Stone, Ousley, Yoder, Hogan, Hepburn, 1997）。

ASD 人士为什么重复自己所听到的话语

有些 ASD 人士口语机械记忆能力发展较好，这让他们能重复较长片段的语言，如录像带或电视广告中的对白等（Dawson, 1996）。也有的 ASD 人士会重复简单的语言，如别人跟他说过的，或者自己曾被迫学说的某些提问或短语等。这种语言重复通常被称为"模仿言语"(echolalia)。按所听的语言与出现重复语言之间的间隔长短，这种模仿言语通常可分为"延迟性仿说"和"即时性仿说"(延迟性仿说一般为几小时到几天)。

有人认为，作为一种症状的模仿言语可以通过行为管理来克服（Lovaas, 1977），但普里赞特和其同事（Prizant, Duchan, 1981; Prizant, Rydell, 1984; Rydell, Mirenda, 1994）的突破性研究表明，ASD 儿童常用鹦鹉学舌来进行沟通，目的多样，包括轮流、计划、预演行为、回答问题以及表达"是"。虽然如今鹦鹉学舌具有沟通功能的看法已经普遍被接受，但这也可能导致我们高估了 ASD 人士的语言理解能力和语用能力（Twachtman-Cullen, 2000; Wetherby, 1997），因为 ASD 人士仿说出来的语言，看上去很高级，但通常都远远高过他们所能自发说出的语言表达水平（Prizant, Rydell, 1984）。

有替代口语的手段吗

与听觉能力相比，ASD 人士更倾向运用具有优势的视觉能力（Boucher & Lewis, 1989; Hermelin & O'Conner, 1970; Schuler & Baldwin, 1981），因此，很多 ASD 人士能更好地学习基于视觉的语言，且比口语更容易掌握。20 世纪 70 年代和 80 年代，本领域曾有过乐观的说法，认为符号语言将会成为 ASD 人士最好的选择（Kiernan, 1983）。但随着时间的流逝，如今更清楚的看法是，对于 ASD 人士来说，符号语言的替代功能比原先以为的要低。米伦达等人（Mirenda, Erickson, 2000）指出，这里的问题可以归纳为"3 个 I"，即模仿性（Imitation）、形象性（Iconicity）和可理解性（Intelligibility），要能有效地应用符号语言，似乎须以良好的模仿能力（通常是孤独症儿童所缺失的）为基础。此外，一些符号与其所传递的概念之间缺乏明显的关联，要想将其变成同口语一样的符号（非形象化的语言符号），就必须使符号简单明了、易于理解，可是实际上，大多数人在与 ASD 人士的沟通过程中，并不了解他们这种特定的符号语言（缺乏可理解性），那就要求 ASD 人士发展出极好的动作协调能力和策划能力（Seal, Bonvillian, 1997）。ASD 人士在注意力上的缺陷，也让他们很难在符号呈现完全或者消失之前留心关注它们（Layton, Watson, 1995）。

视觉性语言的另一种形式是图片和书面语言，它们可以用来教 ASD 人士接受性理解和表达性沟通（Bondy, Frost, 2001; Miranda, 2001; Miranda,

Ericson, 2000）。许多 ASD 人士都能从书面语中获知其含义。虽然也偶见"阅读早慧"（hyperlexia）的现象，可其实那只是对书面词汇的编码能力，并不是真正的理解（Nation, 1999）。米伦达等人（Miranda, Erickson, 2000）描述的阅读早慧特征包括：①词汇阅读比较超前，超过认知和语言能力的预期；②强迫性地无区分地阅读词汇；③这种能力出现在 2~5 岁；④这种能力无法直接应用于教学（p.349-350）。

阅读早慧和鹦鹉学舌的言语，同样都会强烈误导我们高估 ASD 人士的能力；但是，的的确确，书面语言能够帮助一些 ASD 人士获得有意义的信息。米伦达等人（Miranda, Erickson, 2000）在总结一个示范项目的结果时发现，让低龄的孤独症儿童经常接触"识字工具"，如书籍、标签、贴纸等，鼓励他们参与识字相关的活动，结果会导致 3 个月后"阅读与书写能力显著提高"（pp.353-354）。另一项探索性研究表明，比起口语对话能力，一些青少年 ASD 人士的书写对话能力更强，可以写出更长更复杂的句子，也更能集中注意力，更具有自发性（Schairer, Nelson, 1996）。

即便书面文字不能转化成有意义的东西，但它仍可用来教 ASD 人士，让文字与那些更具体、更形象的视觉信息相结合，表现出相关含义，例如简画、照片和产品标志（如麦当劳的"金黄色拱形标志"）。以此为基础，教师和家人就能够用图片或文字时间表、备忘录和指令补充替代口语指令，如此可让 ASD 人士理解更为复杂的任务（Hodgdon, 1999; Janzen, 2003; Krantz, MacDuff, McClannahan, 1993; MacDuff, Krantz, McClannahan, 1993; Peterson, Bondy, Vincent, Finnegan, 1995; Stiebel, 1999; 参见本书第四章"结构化教学"）。即便是有严重智力障碍的孤独症人士，他们也有潜力掌握基本的沟通能力，他们能使用物品或图片来表达自己的需求（Frost, Bondy, 1994; Lancioni, 1983; Layton, Watson, 1995; Schwartz, Garfinkle, Bauer, 1998）。

使用其他沟通形式会干扰语言发展吗

有些家长拒绝使用替代形式的沟通，因为他们怕这些替代形式会阻碍言语的发展。但有证据显示，教无口语的 ASD 儿童使用符号语言或图片交换沟通系统（Picture Exchange Communication System, PECS），最终能帮助他们开始说话（Konstantareas, 1996; Magiati, Howlin, 2003）。例如，弗罗斯特和邦迪（Frost & Bondy, 1994）报告说，在 66 名使用图片交换沟通系统的孤独症儿童中，有 44 名在一年之后开始独立说话，另有 14 名也开始表现出了某些言语能力。通常，这些儿童在能够使用 30 张至 100 张图片来表达自己的各种愿望后就会开始说话了。另一些研究人员也发现，一个无口语的 4 岁 6 个月的孤独症儿童在学习和应用词汇时，可以将符号与口语结合在一起同时使用（这被称为"全沟通"），而且这样的沟通效果比他分开单用符号或单用口语要强得多（Barrera, Lobato-Barrera, Sulzer-Azaroff, 1980）。在与此类似的实验中（Yoder, Layton, 1988; Layton, 1988），研究人员比较了说话与符号的各种教学组合（只通过语言，只通过符号，同时用于沟通、替代性的言语和符号），参与实验的是 60 名"有最低程度口语能力"的孤独症儿童（平均年龄为 5 岁）。他们发现，对于口语模仿能力好的被试，在刺激说话和自发语言的方面，各种方法的效果相同；但对那些口语模仿能力较差的被试，只通过语言来刺激他们自发运用词汇这种办法效果最差，而其他的三种方法之间在效果上没有显著差异。洛德总结说："没有证据表明各种沟通的替代形式，诸如图片、符号语言或者肢体语言，会延缓语言的进步，只要他还像平时一样地说。"（Lord, 2000, p.266）

孤独症沟通与语言发展总结

沟通，是各种类别行为中一个范围非常宽广的大类，它是指一个人有意图地向另一个人传递信息，而语言只是其中运用抽象符号系统的一个沟通亚类。沟通技能发展的重要性表现在诸如社交、情绪和行为等很多方面。如果孤独症儿童有能力以口语形式和书面语形式掌握自己的母语，那么教口语、教书面语就当然成为沟通干预中最应优先关注的重点。但遗憾的是，孤独症终身性的多重认知缺陷与障碍，令他们大多数人无法完全掌握正常的语言技能。

阻碍孤独症表达性沟通以及语言发展的因素有很多，包括：理解上的局限、社交沟通意图的缺乏、主动行为的泛化困难、听觉加工的特殊缺陷和/或智力障碍。

相当一部分 ASD 人士未能发展出有用的言语；也有一些人虽然发展出了某些言语能力，包括母语的正常发音和语法结构，但他们通常都在口语中仍然存在韵律问题和词汇理解问题。有些 ASD 人士能记住并重复一些话语的片段（模仿言语），这有一定的沟通功能，但是这不等同于自发的表达性语言，却有可能让观察者高估儿童的表达性和理解性语言技能。孤独症儿童在语言上最普遍的障碍表现在语用方面，他们在特定的社会情境中难以有意义地应用语言。

由于 ASD 人士在视觉感知技能上存在相当的优势，因此与说话相比，带有视觉成分的沟通系统往往对他们更有意义，也更有效果。符号语言与口语（说话）同时是抽象的和短暂的，因而其应用也有着同样的局限性。但是，图片、照片和文字语言的沟通系统在帮助 ASD 儿童对接受性理解和表达性应用上获得了良好效果，这一点已得到了普遍证实。有一些 ASD 儿童，尽管只有非常有限的口语，却有能力阅读，而且有相当程度的理解能力。只有通过尝试与观察，才能让我们确定文字材料对特定场合下的特定患者是否有用。辅助替代沟通系统的应用表明，它促进了口语发育，而不会有干扰作用。

孤独症领域沟通和语言干预的研究文献

关于 ASD 人士的沟通和语言特征，本领域的研究人员通过观察得到的看法尽管基本一致，但是在教学和干预技术上，却存在诸多争论（关于这方面的讨论可参考 Konstantareas, 1996; Prizant & Wetherby, 1998; Wetherby, Prizant & Schuler, 2000）。不过，孤独症领域的大多数心理语言学研究者都认同下面这些原则。

1. 语言干预必须个别化

不存在适合所有孩子的语言课程（Koegel, Koegel, Frea & Smith, 1995; Layton & Watson, 1995; Twachtman-Cullen, 1995; Wetherby et al., 1997）。

2. 语言的开发最好通过"脚手架"技术，即把要学习的新内容搭建在已掌握的内容上

例如，在语言"脚手架"上，已掌握的词汇要用在新场合中，已知的词汇要教新的用法，在熟悉的上下文中学习词汇的意思，等等（Klinger & Dawson, 1992; Watson, Lord, Schaffer & Schopler, 1989）。

詹森（Janzen, 2003）详细讨论了如何在学生已有知识的基础上教抽象语言概念的策略，例如，使用这个抽象概念的各种形象化的"积极"和"消

极"例子来解释这个概念不是什么（例如，教"红色"时，使用红色的苹果、红色的汽车，但也要用到绿色的苹果和黄色的汽车）。她还讨论了扩展概念含义的策略，以及避免学习过程中出现错误的策略。

3. 现代心理语言学理论也认为，语言的功能性应用的基础是前语言的社会—沟通技能

换句话说，语言的学习不等于说话的学习，而"前语言沟通的发展，对于有目的地运用语言进行沟通，是一个必不可少的先期过程。词汇须映现（mapped）在前语言沟通技能上"（Wetherby et al., 1997, p.515）。

几个关键的前语言技能和形式，组成了沟通和语言发展的基础（Layton & Watson, 1995）。最基础的技能是**去沟通什么**。人们首先学会理解和沟通的是那些对自己有意义的物品、活动或经历。因此，ASD 人士必须明白，这个世界是可预知的、有秩序的，而不是随机的、混乱的，要明白自己想要的那些物品和活动都是有"名字"的（即使是非语言的），这些名字可以被接受性地理解，还可以被表达性地使用（参见 Janzen, 2003，以及本书的第四章"结构化教学"，"结构化的布置和组织环境的策略"方面的相关内容）。普通儿童最先学会的就是那些自己想要的食品、饮料、玩具和喜欢的活动的"名字"（例如"出门"或"坐车"），还有社会交往中的"名字"（人的名字、社交游戏，如"打花巴掌"的名字；Lord & Paul, 1997）。ASD 儿童也是最先学会沟通，理解和使用那些自己感兴趣的事物的名字。虽然 ASD 孩子的兴趣可能与众不同（例如，筛豆子、吃冰片，或者看天气预报），但是基本原则一样，都是首先掌握自己感兴趣的事物。

再有，**抚养人的反应**是沟通技能发展的重要影响因素。一项实验研究显示，母亲对孩子的关注点"同步式"地做出稍许的评论，就能显著地促进孩子最终的表达性语言发展（Siller & Sigman, 2002）。华生早先也曾报告过（Watson, 1998），学龄前 ASD 儿童的母亲对孩子的关注点也经常做出评述，而且次数与同龄普通儿童的母亲所做的一样多。

表达性沟通的另一个前语言基础是理解原因和结果。虽然多数 ASD 幼儿仅凭物理世界的体验就能很好地发展出这项能力（例如，学会操控玩具等物品并获得某种效果，学会开门，等等），但是他们却很少理解自己可以操控他人。因此，ASD 沟通教学的内容之一就是让他们体验通过自己的动作或发音能导致他人出现可预测的、自己希望的反应。理解这种因果关系才能为出现沟通意图打下基础，这是最基本的动机，其后才可能使用符号去影响他人（Prizang & Wetherby, 1987）。普通儿童会自然而然地发展出这种动机，但 ASD 儿童通常要给予非常清晰的刺激才行（Wetherby, 1986）。

要想积极地沟通，而非只是被动地接受他人的沟通，ASD 儿童必须有办法来表达自己。他们的表达性沟通要想得到进一步的发展，首先必须对自己想要的物品、活动或体验能够做出明确的沟通行为并让别人理解。口语是最典型也是最有效的沟通行为，但是对于没能力掌握口语的人来说，还有很多其他的选择，比如最简单的发出声音或使用简单肢体语言（例如，眼睛看和/或用手指），通过碰摸或拿取实物、图片或词汇卡片来向他人示意，以及较高级的符号运用、书写或打字技能。

还有证据表明，某些模仿能力是发展沟通和语言技能的先决条件（Carr, Pridal, & Dores, 1984; Curcio, 1978; Lord, 2000; Miranda & Ericson, 2000）。克林格等人（Klinger & Dawson, 1992）曾描述过一个刺激 ASD 儿童发展模仿技能的方法，先模仿孤独症儿童的行为，进而过渡到让孩子延迟模仿、轮流做动作，再引入各种动作模仿、刺激目光的对视。格林斯潘和薇尔德（Greenspan & Wieder, 2000）也曾有过类似的做法。

4. 各种表达性的沟通技能都需要明确地教学，即便对能够说话的儿童也要如此

在早期的发展水平上，教学可采用让 ASD 学生传递物品或图片给他人的形式（e.g., PECS, Bondy, Frost, 2001）。对于能够学习使用词汇的 ASD 学生，普里赞特等人（Prizant, Schuler, Wetherby, Rydell, 1997）曾提供了一份标准的列表，可以从中选择需要教学的词汇（包括想要获得物品的名称，用以替代不当的社交行为的词汇，如用"不"替代尖叫；初级概念性的词语，如"没有了"和"我的"；以及重要人物的称呼）。对于能力更高的 ASD 儿童，凯格尔等人（Koegel,1995; Koegel, Camarata, Valdz-Menchaca, Koegel, 1998）描述了如何教他们提问题，例如，"那是什么"和"它是谁的"。与此相似，克兰兹等人（Krantz & McClannahan, 1988）报告了使用简单的文字"剧本"方法教 3 名学龄前 ASD 儿童玩玩具时说"看看我"或"看"。绍罗考夫等人（Sarokoff, Tayler & Poulson, 2001）利用文字剧本教学龄期 ASD 儿童在参与游戏的过程中开展对话式的评论。麦吉等人（McGee, Krantz, McClannahan, 1984）让 ASD 青少年使用一些特殊的词组表达游戏中自己的喜悦（例如"太好玩了！"），以及争取自己的权利（例如"该轮到我了"）。沙洛波等人（Charlop, Milstein, 1989）介绍了一种观看对话示范录像的教学方法，有效地增进了 3 名 ASD 青少年的对话能力。在另一项综述中，研究者总结过多项利用口语剧本提高 ASD 人士社会交往能力的研究（Goldstein, 2002）。

5. 设置刺激沟通的情境非常重要

自发性语言难以预测，也不受外部控制，因此"自发沟通的教学"目标在一定程度上存在着难点或矛盾（Hubbell, 1977）。然而，老师、治疗师和家人可以安排相应的情境，以增加自发沟通出现的概率（Twachtman-Cullen, 1995）。构建出一个违背常规和期望的情境，这通常被认作是能够有效地激发对话的技术手段（Klinger, Dawson, 1992; Janzen, 2003; Rollins, Wambacq, Dowell, Mathews, Reese, 1998; Schuler, Prizant, Wetherby, 1997）。在早期发展水平上，可以采取不同形式，例如，和 ASD 孩子一起玩简单的动作/声音游戏，或者模仿孩子的行为，然后突然停止游戏或模仿，这样就能给孩子机会，让他表达自己想要大人继续做下去的愿望（Aldred, Pollard, Adams, 2001）。对于能力更高的 ASD 学生，可以采用建立"联合行动规则"（Joint Action Routines）的技术（Snyder-Mclean, Solomonson, McLean, Sach, 1984）。这种规则是"一种仪式化的交往模式，需要联合行动，有统一的主题或目标，会得到合理的结果。它有明确的开始，每个参与者从一开始就扮演一个大家都已经理解的角色，每个角色都有既定的反应，各个反应联合在一起才能最终达成目标"（p.24）。换句话说，这些过程都具有社交—沟通的实际意义，例如，在玩具商店里的角色扮演、集体制作点心的过程，或者某个故事情节的扮演（如《小红帽》）。通过反复地开展这种联合行动，ASD 儿童能逐渐预期那些将用到的词语，并能主动使用它们。此外，老师或另一个孩子在行动中引入变化和惊奇，可以更多地激发出自发沟通。

能够激发自发沟通的一些技术还有：以不同寻常的方式使用熟悉的物品，例如，用勺子来梳头；用书包当坐垫；将鞋穿在手上；以及"破坏"熟悉的物件，如把拼图块拿下来；把孩子想要的东西放进他打不开的透明容器中；或者把点心放在高高的架子上（Layton, Watson, 1995; McClenny, Roberts, & Layton, 1992）。

6. 自发的主动沟通是终极的沟通技能

除非对孤独症（以及其他发展性障碍）儿童的主动性给予精心的帮助和鼓励，否则他们很容易变得越来越被动，只依赖提示才进行沟通（Hubbell, 1977; Prizant, Wetherby, Rydell, 2000; Twachtman-Cullen, 1995）。这些帮助和鼓励包括：

- 给 ASD 儿童留出足够的时间，让他们构思并启动沟通（Layton, Watson, 1995; Rydell, Mireada, 1994）。
- 在 ASD 儿童的引导下确定沟通的主题。
- 尽量少用"是/不是"类型的一般疑问句（Capps et al., 1998）。
- 使用自然的强化物，而不是人为的、不相关的强化物（例如，孩子说出了图片上"香蕉"的名称，却奖励了孩子一块糖）。
- 强化孩子的任何沟通努力。

这方面的技术有各种叫法，如自然语言范式（natural language paradigm, Koegel, Koegel & Cater, 1988）、情境教学（milieu teaching, Koegel, 1995）、随机教学（incidental teaching, McGee, Morrier, Daly, 1999）、发展社交语用模式（Developmental Social-Pragmatic Model, Prizant et al., 2000）或者辅助式教学（不是指导式教学）（Mirenda & Donnellen, 1986）。

沟通和语言技能的 TEACCH 原理

针对沟通的 TEACCH 结构化教学方法融入了现代心理语言学研究所强调的一些主要原理。

个别化

我们认识到每个 ASD 儿童的沟通/语言干预项目必须是独有的。虽然有一些策略和目标有着普遍性的帮助，但是每个人的理解能力、困惑程度、掌握的技能都存在差异。没有标准的 TEACCH 语言课程，因为不存在对所有 ASD 学生都适用的能力发展内容和顺序。

脚手架式教学

脚手架式教学的原则在对所有技能采用的 TEACCH 教学方法中都有充分的体现，沟通/语言技能也不例外。我们历来认识到，如果教学中同时引入过多变化，那么这种干预方法最难获得效果，而且更糟糕的是，这还会让 ASD 人士在压力下喘不过气来。例如，并不是让儿童与一名新玩伴到一个新地方开展一项新游戏，而是让他与一个熟悉的同伴到一个新地方玩一项熟悉的游戏，这样 TEACCH 方法会保证只引入一个新元素，而其他两项不变。这样，已经掌握的或经历过的事物就能够成为构建新能力的"脚手架"。

华生等人（Watson et al., 1989）曾描述过"脚手架式"沟通的 5 项基本要素：

（1）特定的词汇或短语（或者其他沟通符号，如果是非词汇形式下的沟通）；

（2）沟通的形式（例如，动作、手语、发音、图片、符号、书面语、口语）；

（3）沟通的功能（例如，要求、引起注意、拒绝或反对、评述、发出信息、寻找信息、表达感受，或者参与社交活动）；

（4）功能的情境（例如，对象是老师/父母、对象是其他熟悉的儿童、对象是熟悉的成人、对象是其他成人、对象是其他儿童；在小组中、在进餐时、在自由活动时等）；

（5）沟通的语义类别（例如，想要得到的物品、正在做的动作、某个人的位置等）。

在一些具体例子中，选择沟通目标的脚手架式教学如下：

- 教孩子说"卫生间"代替原来说的"嘘嘘"（即教一个新词汇）。
- 教孩子递给老师一张卫生间的图片代替原来说的"拉臭"（即改变沟通的形式）。
- 教孩子先说"卫生间"，然后才允许他进入卫生间，代替原先他已经进入卫生间后才说这个词（即改变功能，从说出名称到提出要求）。
- 教孩子对其他人说"卫生间"，代替原先的只对老师说（即改变他要求上厕所的情境）。
- 教孩子说"卫生间在哪里"，代替原先只是说"卫生间"（即改变语义类别，从单一事物到包含位置概念）。

最理想的教学效果当然是能够在日常生活情境中发挥功能的大量而灵活的主动口语。可是，教学目标的确定必须要仔细地观察 ASD 学生现有的沟通技能和沟通模式（即脚手架）。教学中很重要的一点是必须平衡好词汇扩展、沟通功能、沟通情境及语义类别方面的教学（对于口语能力极为有限的学生，还需要考虑沟通形式）。例如，只教词汇，或只教命名的沟通功能，或只在教室里教沟通，或只教直接问句的回答，都会造成沟通要素的不平衡并导致教学效果差。

前语言沟通技能的基础

TEACCH 方法从多个方面为 ASD 儿童创造机会，提供可沟通的内容。对环境中的现实意义和可预测性能够理解，才能就所处环境开展沟通。如果食品出现在随机的时间、随机的地点，如果将 ASD 儿童从一个地方拉去他不知道目的地的另一个地方，如果无法预知事物的出现和消失，那么，孤独症人士就无法掌握相关的概念，例如，"点心""餐厅""到室外""游戏时间"或"工作完成"。TEACCH 的结构化教学法的要点就是布置好环境，让儿童知道要去哪里、做什么、做多久，以及接下来要做什么（参见第四章"结构化教学"）。结构化能够确保 ASD 儿童理解自己身处怎样的物理环境中，能够确保他将自己的注意力集中在有现实意义的物品和人上，能够确保他从事的活动按可预知的顺序开展。这样就能帮助 ASD 人士充分地组织好自己眼中的世界，帮他去体会这世界中的现实意义，并把接受性和表达性的命名和沟通与这个世界联系在一起。

在 TEACCH 方法中，很重要的一点是让 ASD 儿童体会到与人交往是愉快、有意义且有效果的。在一对一的教学中，在结构化与非结构化的游戏时间，在进餐等各个场合中，都应该让儿童明白，别人对他很感兴趣，很乐于回应他，很愿意告诉他喜欢的物品或活动的名称，很愿意对他提出的问题和启动的社会沟通做出积极的回应。

清楚的沟通行为

TEACCH 沟通教学的另一个目标是让沟通举动易于被对方理解，最理想的是,沟通举动能让其他所有人都理解。通常父母和教师能够慢慢地识别并理解 ASD 儿童的沟通举动,即使那是非正常的沟通举动,例如非常不起眼的某些动作、无意义的词语或特定的仿说话语,这些都可以用于沟通(例如,当某个孩子重复地说一句广告词"疲劳的眼睛、疼痛的脚",这是在表示他当时眼睛受到了游泳池里氯气的刺痛,他想要游泳镜)。但是,如果能够教 ASD 儿童使用那些自己活动圈子里别人都能广泛理解的沟通形式,如口语或文字、简笔画或照片,那么他们就能更好地把握自己,他们的生活也就能更加独立。

教特定的词语和语法

TEACCH 在实践中,教 ASD 孩子学习掌握特定的词汇与短语,并促进它们的使用。我们的词汇和语法教学从接受性的沟通开始,逐步引向表达性的沟通。对于严重智力落后的学生,通常可以借用实物、图片等最形象化的形式教授"词汇",而尽可能少用象征性的材料。对于能力较高的学生,则可以从理解和表达两方面教授他们正式的语法内容(例如,名词、动词、形容词、方位词,等等)。本章下一节中会讨论这些 TEACCH 方法的详细步骤。

引发沟通的环境

在 TEACCH 结构化教学方法中,结构化是手段而非目的。也就是说,结构化并不是为了控制 ASD 学生的行为,压制他们的自发性;相反,结构化让 ASD 学生所处的环境易于理解且可以预知,这样就有利于他们出现自发性的沟通。在典型的结构化教学计划中会包括大量的一对一的相互关注,会使用 ASD 学生最感兴趣的物品或活动,会给学生安排各种自己做出选择的机会。因此,结构化教学与前文介绍的"辅助式"教学(Mirenda & Donnellan, 1986)或者"自然语言范式"(Koegel, 1995)的策略非常一致。

有意义的自发沟通

TEACCH 方法的教学目标是让所有 ASD 人士能进行有意义的自发沟通。我们知道,如果一个 ASD 人士能自发地采用某个特定的沟通方式,那么这种方式对他来说就是有意义的沟通(Watson et al., 1989)。这意味着他不需要提示、提问、引导和帮助,就能够主动启动并做出沟通举动。虽然在学习沟通技能的过程中离不开提示和帮助，但是只有当他们能够自发地运用沟通时，我们才能说这种沟通真的对他们有意义、有效果。

某些传统的言语/语言治疗和行为疗法，一直都将关注重点放在人为环境中的词汇等教学上，例如，在桌面上命名图片或回答有关卡片的问题。有一些ASD学生在这些训练中表现得很"成功"，因为他们拥有强大的机械记忆，也学会对指令顺从地做出反应。但是，这些技能并没有专门有针对性地指向最基础的目标，即自发地沟通自己的愿望和想法。例如，很多有语言的ASD儿童能够学会命名"拉链"的图片，可是当他在操场上感觉寒冷时却不会走近老师，要求老师帮助拉上拉链。这种情况下，他在治疗课程中已学会的沟通"技能"并没有真正地发挥功能（Landa, 2000; Prizant &Wetherby, 1998）。与此相反，在结构化教学方法中，沟通教学的重点是在真实生活中学习和使用有意义的名称、词汇和短语。

针对无口语和低口语能力人士沟通技能的 TEACCH 方法

有些ASD学生的发展水平处于将名称与生活中有意义的物品和活动联系起来的初始阶段。我们会固定使用具体的实物帮助这样的学生学习沟通。认知技能较好的学生则可以使用图片或使用其他平面符号以建立与实物之间的关联。即使口语能力极为有限的学生，也有可能理解语言的文字形式（认识书面词汇）。

实物

沟通最基本、最具象的形式就是使用实物，这些实物本身就是沟通内容。使用实物对符号推理能力的要求最低，因而这是伴有严重智力落后的ASD儿童最简单的学习形式。例如：

- 进餐时要用的勺子或杯子；
- 去卫生间要用的卫生纸；
- 外出玩耍时的球、塑料铲子等玩具；
- 回家时会用到的书包；
- 外出散步时需要的各种东西（例如，"腰包"装有一些散步时要用的东西，如在人行道上做标记的粉笔，或者喂鸟的面包屑）；
- 洗澡要用的搓澡布；
- 睡觉要用的睡衣。

如上文所述，这套系统的教学在开始时，要帮助 ASD 学生把实物和活动关联起来。因此，在同一项活动每次开始前，都应该递给学生或出示给他同样的物品。对幼龄或低功能的 ASD 学生，可以递到他们手里；但对功能较高的学生，则可以领他们到家中或教室中的固定位置，沟通用的物品就放在那里。有时我们可以在适当的地方设置一个专用的架子，每次活动转换时，引领学生去那里。经过反复练习，ASD 儿童就能掌握规律，每次从转换区拿取某件物品，就能让他知道下面将要发生什么事情。如前讨论过的，有了预知性的信息就能减少 ASD 人士常常感受到的迷惑和混乱。很重要的一点是教会学生能独立地去转换区，进而独立地开展下一项活动。开始时，学生可能需要肢体语言或较少的躯体辅助来完成这个过程，但这些辅助应尽早地撤除，因为 TEACCH 方法在各种教学中的最终目标都是力求 ASD 人士尽最大可能地实现独立。（参见第四章"结构化教学"）

用物品来教沟通的下一个学习步骤是，将较小的、更具符号化的物品和活动联系起来（例如，用玩具小汽车或小公共汽车来代表回家），在教学活动中，这些物品比实物更便于携带，也就可以提供更多的练习机会。沟通教学中还需要让 ASD 儿童理解一系列物品所代表的一系列的活动（例如，先做功课，再去户外活动，最后洗手）。这样，以后学生来到转换区，拿起一个物品的同时，也会看到该系列中的其他物品，它们代表系列里接下来要完成的活动项目，如此，学生就能了解到接下来发生的事件的有关信息。（参见第四章"结构化教学"中对"使用视觉提示的时间表"的详细讨论）

理解以物品为基础的沟通就是以物品为基础表达性沟通发展的基础。例如，ASD 学生熟练掌握了把特定的物品和事件联系起来的沟通技能，就能够开始学习做最简单的选择，如伸手去拿活动中自己需要的物品。有的 ASD 学生能够从大量的物品中做出选择，也能将自己进行表达沟通时所需的实物拿起来交给老师或家人。对具有这种能力水平的儿童，很重要的一点是要帮助他将时间表和选择板上的各项条目拉开间距，以便他们在视觉上更容易区分，而避免选项之间的混淆。

简笔画

使用简笔画教沟通的方法与使用实物一样。每次活动开始前，先将一张简笔画图片递给 ASD 学生。他拿着图片到活动指定位置，把它放回收容器（例如小篮子、信封或卡片匣），容器上贴有一张相同的简笔画图片（这样做的目的是帮助学生到达任务点之后，仍能够维持住自己在此处的注意力）。

与使用实物一样，使用简笔画教授接受性沟通系统，在开始时应该手把手地帮助学生拿取图片。大多数学生最终都能够通过两个步骤实现活动转换，他们先被领到转换区，那里有为他们安排好的图片，然后他们能按照图片意思到达准备好的活动地点。在这个系统中，通常会用到一系列的图片，开始时先是关于少数几个活动的，以后，一整天中的各种活动都会用到这样的时间表（例如，白天在校时、周末、午后放学到睡觉前等各种时间表）。

在表达方面，一旦 ASD 学生理解了图片与物品和活动的关联，那么他们就能够使用图片来进行选择，表明自己的意愿。例如，这样的图片有：

- 特定的食品（可以用杂志或食品包装上的图片）；
- 特定的玩具或教具；
- 外出、玩水、打保龄球等活动。

有些老师、父母和周围的其他人能自己制作这些用于沟通的简笔画，也可以去购买或者从互联网下载一些优秀的电脑图形软件，用它们来绘制大大小小的图画，再打印出来，还可以在图的下方加注（也可以不加）文字。若彩色图片更能引起 ASD 学生的兴趣或者更有助于学生理解，那图画也可以制作成彩色的。比较有用的图片资源如 Boardmaker[①]。

照片 / 图片

可以将 ASD 儿童生活和学习环境中的各种要素拍成照片，也可使用杂志

---

① 编注：Boardmaker 是由 Tobii Dynavox 公司研制并开发的一款专门制作图片沟通工具的符号软件，尤其适用于沟通障碍人士。该软件包含上万张符号式沟通图片和数百个模板文件。可以根据使用者的实际情况创建符号式的沟通材料。Boardmaker 有四十多种语言版本，中文版于 2016 年问世。Boardmaker 英文版资源可通过美国北卡罗来纳州孤独症学会联系购买，也可以通过这些网址购买：www.do2learn.com，www.kidaccess.com。中文版可访问 https://shop46121237.m.youzan.com/v2/feature/dDIbskqV1I?redirect_count=1 购买。

上的图片。照片/图片系统的使用与简笔画相同。各种选择都值得尝试，因为有的儿童难以理解简笔画的意义，但却能理解生活照片。有些儿童则正好相反，会觉得简笔画更清楚、更有意义，而照片色彩过于丰富反而不能明确地传递信息。此外，有些 ASD 人士以绝对真实的态度看待照片，会认定将要发生的场景必须与图片上的丝毫不差，否则会导致情绪爆发。例如，当"午餐"图片里的某样食物不存在时，他就开始焦虑起来。我们发现，使用一次成像相机或数码相机会非常有帮助，拍摄特定玩具、人物、食物等照片，然后根据 ASD 儿童的需要对照片做些修整，以便他们通过这套系统的运用，能够获得明确而有意义的沟通信息，充分地帮助他们独立学习和生活。

书面文字

ASD 学生很偏重于视觉信息的指引，他们的认知能力通常发展得不均衡，有明显的强项和弱项。有一些 ASD 学生在年幼的时候，只要一有机会就特别关注书面文字，并把它们和意义联系起来。只是因为 ASD 人士一般不说话，因而无法确定其达到怎样的阅读理解水平。与其他能力类似，只有家人和教师通过近距离观察才能明确他们的书面文字能力。虽然开始的时候，学生在家里或在班级里发挥接受性沟通的功能都十分有限，他们独立做事所需要的是简笔画或照片，但是这些简笔画或照片可以配合书面语，并且做更多的练习，帮助学生建立关联，这样最终可以"撤除"图片/照片（即逐渐缩小它们的尺寸或减少内容），只留下书面的词语。

必须个别化地选择使用哪种视觉沟通系统。倘若某个班级或其他场所里所有学生使用相同的沟通系统，可能就说明个别化还不够充分。必须要尝试几种系统，才能确定哪个系统对某个学生最有意义。普遍的规律是，功能低的学生只能使用物品，而难以理解其他的任何形式，而功能较高的学生（以及被观察到对文字感兴趣的其他人），除图片或照片之外，也可以理解书面语。只能通过观察，以及尝试错误的过程，判断哪个人对简笔画、杂志、图片或照片有比较好的反应。

综上所述，在 TEACCH 方法里，脚手架式教学的原则非常重要。下一步就是在学生现有的技能和理解的基础上进行工作，增加更多的词语、语义类别（即命名物品、命名行动、描述地点）、功能和情境。此外，我们帮助每个学生在沟通形式上获得最大可能的发展（物品、图片、口语、打字等方面)。

针对有口语的 ASD 人士的语言技能

有些学生已经掌握了基础水平的沟通技能，他们能够自发或者模仿运用口语，标准的言语/语言治疗目标对他们来说就很合适。这些幼儿能够达成的目标包括：扩展词汇（接受性的和表达性的），扩展词组和句子的长度及类型，正确使用复数、人称、代词等。教学中有很多经典的技术可以运用，诸如示范、提示、强化、设置丰富的语言情境等。

孤独症有其独特的语言问题，因而需要独特的教学目标和技术（Twachtman, 1995; Prizant, 1997）。会说话的孤独症学生同样也难以运用语言来满足自己的社会需要，难以增进与他人的交往。尤为典型的是他们普遍存在对话技能差的问题，如不停地提问，或者滔滔不绝地长篇大论等。TEACCH 解决这些问题的方法有：利用他们的视觉技能优势，教他们特定的规则，让他们学会理解社会语言学的规范（有些规范对于他们来说太过微妙，他们通常无法独立地做出判断）。我们始终认为，所有通用的原则在实践中都必须有创造性地、因人而异地加以运用，包括可以运用非传统的教学方式。

对话技能

ASD 人士在对话上的典型问题是，鉴别出对话主题、交替轮换地推动对话进程、维持某个主题。

判断对话的主题

ASD 人士之所以在对话主题上存在相关困难，有几种原因。ASD 人士通常只喜欢谈论自己的特殊兴趣，而不乐意谈论他人感兴趣的主题。与此相关，他们也难以判断出同伴、家人等对何种话题感兴趣。同时，他们在对话过程中，过度关注自己想说的，而不能照顾到他人，不会对别人的谈吐做出相应的反应。

针对 ASD 学生在判断话题并维持话题上的沟通困难，TEACCH 设计了几个方面的教学。通常，我们起始的教学活动是先帮助学生辨别出一个普遍都感兴趣的对话主题。其中一种方法是建立一个小组，包括有非障碍的同学和/或老师，将他们喜欢的谈论主题写在卡片上，并把它们放到一顶帽子里。每次从帽子里抽取一个主题卡，把它放在桌子上。小组成员就该主题进行简短的对话。如果某个 ASD 学生脱离了主题，给他一些视觉提示，指引他重新回到桌面的卡片上，以帮他返回到任务中。

布置家庭作业能有效地帮助 ASD 学生，尤其是青少年记住这些适当的对话主题。从每天课堂讨论的那些主题中挑选出一个，分配给学生，让他找 3 名同伴就这个主题进行简短的讨论。通常这种家庭作业会很有效，并且会被痛快地接受。因为很多 ASD 学生看见家人常常接打电话，而他们自己没有接打过。运用这个家庭作业的方法，他们就会在晚上活跃地打电话沟通，就和家庭里其他成员做的一样。父母们也普遍喜欢这类家庭作业，这让他们欣慰地感觉到自己的孩子也能参与这种适合的、与普通青少年一样的晚间活动。

对那些难以判断他人话题是什么的 ASD 学生，TEACCH 有时候会教他们如何进入他人对话的方法，以便让大家都对话题非常明确。鼓励这样的学生开始对话，比如说，"我很有兴趣想谈谈……你们有兴趣一起谈谈它吗？"如果其他的人说"好的"，那就是鼓励这个学生继续下去。如果有人说"不好"，那么就让这个学生问"那你们有兴趣说什么呢？"随后，该学生就被引向其他人的话题，继续进行对话。

轮流交替的对话

ASD 人士很难进行你来我往式的对话，对此，可以利用一些视觉线索来提醒他们该轮到谁说话了。我们的学生中常用的一种视觉线索是手机。持有手机的人才是可以说话的那位，其他人都必须等待，直到手机传至手里才可以开始说自己的对话内容。如果有人没有手机就说话了，那就需要向他指一指手机，给予视觉上的提示，提醒他这时应该由谁说话。

掌握了轮流说话的基本技能之后，就可以运用多种其他技巧有效地维持对话的进行。视觉线索和任务核对表对一些 ASD 人士可以很有帮助。例如，确定好了一个对话主题后，可以先写一张提示条，让学生就该话题说三件事。他每说一件，就自己做一个完成标记，当说完了自己对话内容的三件事之后（有三个标记），也就是他对话应该结束的视觉指示。这个方法对那些倾向于喋喋不休的 ASD 学生特别有帮助。对能力更强的学生，用更隐晦一些的暗示也可以帮助他们意识到对话该结束了，例如，"我很喜欢和你说话，但是我现在必须走了。再见！"

另一个有用的技巧是教 ASD 人士先对问题做出反应，然后向刚才提问者发出相同的提问。例如，他被问到某天午餐吃的是什么，他可能的回答是一个汉堡包和一杯饮料，然后，他去问那个提问者他的午餐吃了什么。这个对话策略会很有效，因为经常会有人向 ASD 学生发问，因而这也就给他们创造了许多反过来发问的机会，并且，对于 ASD 人士来说，这样的行为表现（先回答问题，再反过来提出相同的问题）既明确又相对简单。

维持话题

如果 ASD 学生掌握了如何明确对话主题，并学会了轮流交替说话，那么接下来，他要学习如何围绕某个话题维持与他人的交谈。一个有效的方法是教 ASD 人士提问，让他把对话指向另一个人而维持该话题。如果一个 ASD 人士本来就总爱不停地提问，那么显然这个教学策略对他就不必要了，他的那个行为并不是我们所希望的（参见下一小节）。但对于其他 ASD 人士来说，这个技术是个很有帮助的方法，它能维持大家的注意力，集中谈论特定的主题。例如，可以充分地鼓励 ASD 学生就当时身处的情境来提问。如果他在一家餐馆里，他可以询问别人是否喜欢这家餐馆，如果那人先到，他还可以问他到餐馆以后的这段时间里做了些什么。在城市、学校、旅馆、商店等各种不同的地方，都能进行类似对话，如此 ASD 人士就会发现自己有能力开展自发的对话了。

有的 ASD 人士有能力辨别话题，也能够轮流说话，可是仍难以展开对话，因为别人普遍感兴趣的主题，他却一无所知。在这种情况下，可以让他从大家曾有的共同经历中挑选出话题，例如，某个娱乐场所的游玩、某次聚会的有趣活动、某部新电影。教师还可以考虑播放录像给大家观看并讨论。一起观看关于某个普遍感兴趣话题的视频，或者向同组伙伴展示一件物品，这都会提供更为直接而具体的体验，使大家乐于谈论。

其他问题

高功能的 ASD 学生还可以个别化地利用"社交故事"（Gray, 1998）来学习，这是一项帮助 ASD 人士正确应对自己的处境和困难的干预技术。例如，可以利用社交故事中的简洁文字和图片讲解与人对话时的微妙敏感的细节，比如在特定场合下的不恰当话语，或对特定人物涉及不恰当的话题和词汇（如取笑上级、讨论异性生理问题、葬礼上说笑话等）。

不停地提问

有些口语能力较好的ASD儿童会反复地向同一个人提出同一个问题，频率很高，持续不断。我们认为这种行为一般有两种原因：一种是他想要开展社会交往；另一种是他对即将来临的某个事件或计划存在困惑（其实，在他反复发问的背后，真正是想要问"什么时候我要去做……？"或"接下来要发生什么？"）。很多父母都遇到过这种情况，这让他们普遍感到烦恼。TEACCH有几种方法可以帮助孩子减少这种行为。

如果ASD学生用提问作为启动社会接触的手段，那么最有效的方法是向他提供能够达到同样目的的其他手段。例如，我们可以向学生提供写在纸面上的"对话启动器"，当他看起来想要进行某个社会交往时，我们就提示他使用它。某些场合下，我们可以通过视觉提示来告知他限定的发问次数，一旦达到次数之后，他就必须返回自己的任务中或开展其他的结构化活动。与这种干预关联起来，我们还可以利用他的时间表，在其中标明何时他将进入设定的社交/对话时段。

如果ASD学生的不停提问反映出他对预期或计划的困惑，那么最有效的方法是向他提供具体形象的视觉化信息，来解答他的提问。可能的例子包括：

- 文字或图片化的活动时间表；
- 按周或按月安排的日历；
- 对他将要开展的活动顺序给予书面解释，以便他能返回翻查。

例如，某个ASD人士反复提问何时自己将去游泳，那么，他的时间表可以向他明示出：

- 吃午饭
- 数学课
- 游泳
- 点心
- 公共汽车

周历可标明一周中每一天的活动。用一个箭头指示出当前的日期,在他要去游泳的那天放一张游泳池的图片。每天早晨,可以让他来帮忙移动箭头,或者观看老师移箭头,这样他就能够看见箭头越来越接近有游泳池图片的那个日子了。

书面的解释可以是这样的:

> 我们通常在星期五的下午去游泳。因为比较远,所以到那里需要很长的时间。我们必须坐特定线路的公交车,它不便宜。我们没有足够的时间和钱每天都去游泳。去泳池是一项特殊的待遇。我们现在的计划是周五去游泳。如果这个计划改变,老师将会告诉你。

喋喋不休地自说自话

有一些 ASD 人士在谈论自己的特殊兴趣时,意识不到对方是否厌倦了,或被惹恼了,或者想离开去做其他事等。TEACCH 对此的干预方法是,利用 ASD 儿童在视觉方面的兴趣,来指示他去做其他活动。通常可以向其出示用文字写出的一句话,如"现在到了回去工作的时候了",或"我现在没有时间听。我在_____活动之后(或者,大约在几点几分的时候),才能够听你继续说",或者"请停止说话,去查看一下你的时间表"。通常,这些 ASD 人士也能从"社交故事"(Gray, 1998)[①]中学习到有益的行为规范,那些故事讲解了他们常常会在无意中违反的社会习俗,以及他们可以找到的社会性线索(例如,工作时段的对话应该有所节制,谈话的对方看钟表意味着什么)。

本章小结

由于孤独症人士存在能力水平和年龄的巨大差异,所以要解决他们的沟通障碍,涉及的问题也非常复杂。TEACCH 的这套方法,是依据个别化的基本原则,基于对孤独症谱系障碍人士能力特点的充分理解(包括 ASD 人士在视觉上存在的优势,而在对事物意义的推断和理解以及泛化能力上存在弱点),以及功能性、自发性沟通的重要性而建立的。

[①] 编注:详细介绍社交故事原理及应用的《社交故事新编》2018 年由华夏出版社出版。

第七章 社会技能

简介

社会技能障碍是孤独症谱系最核心、最复杂的症状之一，因为人际关系上的困难涉及口语和非口语的沟通、思维以及理解等一系列的问题（Schopler, Mesibov, 1986）。处于各个年龄段的 ASD 人士，无论其认知和语言水平如何，都存在与他人互动社交的困难，而且社会性问题会在非常广泛的场合中表现出来，包括在学校、工作场所、社区、家庭内。提高 ASD 人士的社会性技能，对帮助他们在社区中发挥更多的潜能，丰富他们的个人生活，起着非常重要的作用。

本章将先简要地回顾一下典型的社会性发展过程，然后分析孤独症谱系障碍的社会性特征，并介绍一些增进 ASD 人士社会技能的具有代表性的研究文献（可参见 McConnell 在 2002 年以及 Rogers 在 2000 年所著的更全面的文献综述），最后还将描述讨论 TEACCH 针对社会技能的干预方法。

社会行为的典型发展

普通儿童似乎天生就能获取积极的人际关系体验。不需要刻意训练，也不需要有计划地引导其父母，普通幼儿就能够发展出诸如目光对视、回应拥抱、关注人脸、留意人声等行为。普通儿童很早就知道他人可以满足自己的许多需求。因此，毫不奇怪，普通儿童拥有扩展自己社会交往的强大动力，他们能进而学会以更为复杂的方式与父母交往，例如"躲猫猫"和"这么大"游戏中的社会性规则，他们能反复做出令父母开心的行为。普通幼儿能慢慢开始感兴趣地观察其他同龄伙伴，模仿他们的行为，聚在一起玩耍，跟随别人的活动（即平行游戏），而且他们最终能在玩耍中学会分享材料、轮流游戏、相互合作，以及展示想象力。在随后的发展中，社会交往会更多地借助于口语，以对话的形式展开，内容会涉及人的感受以及彼此的共同兴趣。

孤独症谱系障碍对社会行为的影响

ASD 儿童的社会技能发展未能以相同的方式或者在相同的时间出现。孤独症与阿斯伯格综合征的诊断标准中都包含了下列行为障碍：与社会交往相关的目光对视、面部表情、身体姿势、肢体语言，缺乏自发地分享喜悦、兴趣的意图，或者缺乏对其他人的依恋（DSM-Ⅳ-TR, APA, 2000）。近期也有研究显示，ASD 儿童在一周岁之前就可因社会反应的局限而被鉴别出来（Baranek, 1999; Maestro et al., 2002; Werner, Dawson, Osterling, 2000）。

可见，从很小的年龄开始，ASD 儿童就未能构建理解、信任及享受社会交往的基础。随着 ASD 儿童逐渐长大，这种情况进一步恶化，因为他们缺乏能力去应付在社会性场合中遇到的挫折或不快。ASD 人士生来就未能体验和享受过社会交往的好处，这种状况必须扭转。

已观察到的 ASD 的社会行为模式

洛娜·温及其同事（Wing, Gould, 1979）描述过 ASD 人士三种不同的社会行为模式，他们分别用"冷漠"、"被动"和"活跃但古怪"等词语描述这些模式。"冷漠"是指退缩，或对他人社交意图的主动回避；"被动"是指其行为总是接受来自他人的社交意图，却很少主动发起社交接触；"活跃但古怪"是指那些积极寻求社会交往，但方式却不同寻常或非常奇怪的模式。近期的一些研究对这些模式做了验证，发现"冷漠"模式更倾向于与智力障碍相关联，而较高智商的 ASD 人士则似乎更多地表现为"活跃但古怪"的模式（Borden & Ollendick, 1994; O'Brien, 1996; Volkmar, Cohen, Bregman et al., 1989; Waterhouse et al., 1996）。洛娜·温（2000）还描述了第四种社交模式，它出现在某些智力高于平均水平的 ASD 人士身上，他们的社会技能都是通过机械学习而获得的。

探索中的神经心理学模式

孤独症的几种神经心理学特征妨碍了他们的社交能力。

第一，如前文所述，孤独症儿童在早期表现出的症状就已经显示出他们在社会技能上的广泛性缺陷，例如，他们缺少与父母目光对视的能力（Swettenham et al., 1998），缺少跟随社会刺激的能力（Dawson, Meltzoff,

Osterling, Rinaldi & Brown, 1998）。

第二，ASD人士主动发起社会交往活动的动机很弱（Swettenham et al., 1998）。在训练ASD人士的社会技能时，这种动机的缺乏增大了训练难度（Klinger & Dawson, 1992; Piece & Schreibman, 1995）。但值得重申的是，并非所有的ASD人士都对社会交往不感兴趣，他们当中有一些人也非常希望能够加入学校或社区的社交圈子中去，可是很遗憾，社交技能的缺乏，或者不适当的行为，往往让他们无法顺利地开展社交。对于大龄或高功能的ASD人士来说，这种失败更会令其困惑，他们似乎会意识到自己在社交功能上的缺陷，也能感受到这些缺陷带来的孤立和失意（Capps, Sigman & Yirmiya, 1995）。

第三，ASD特征给社会关系带来了消极影响，一种表现是，当ASD人士主动发起交往时，其行为不是模仿式的，也不是有来有往式的，而像是仪式般的行为（Hauck, Fein, Waterhouse & Feinstein, 1995）。孤独症儿童表现出的这种古怪而生硬的主动行为会阻碍他们的潜力，令其难以和同伴玩耍，令他们的交往讨人厌而最终无效。

第四，ASD学生无法对社交规则与行为的微妙含义做出敏锐的观察和领悟（Gray, 1998）。例如，ASD人士很难去领会别人说话的语气和面部的表情，而那却正是可以用来分辨诸如讽刺和批评含义的线索。ASD人士也很难领悟微妙的肢体线索，难以解读身体语言，这常会导致他们侵犯同伴的私人空间，突破社交界限。

第五，ASD人士往往难以洞察其他人的想法和观点，这被称为心理理论（Theory of Mind）缺陷，因而他们通常无法解读他人正在思考什么，无法理解他人思想的含义（Baron-Cohen, 2001）。这种缺陷让他们很难理解也很难利用社会性的反馈。例如，一个ASD人士不停地谈论自己的某个特殊兴趣，比如收银机，却毫不考虑或意识不到同伴对此话题根本不了解或不感兴趣。ASD人士不会留意他人反应的外在表现，识别不出那些非口语的线索，例如，那些可表现对方很不耐烦的线索，如翻白眼、目光偏转或者坐立不安等，这些情况都可以用心理理论解释。

在幼儿早期就已存在的社会技能缺陷，给ASD人士带来了一种恶性循环。他们在认知、体验、动机和技能上的局限，导致同伴的排斥或忽视，进而反过来让他们失去了更多的发展社会技能的机会。研究表明，社会经历和社会技能明显地影响着 ASD 儿童的社会适应（Hartup & Sancilio, 1986），阻碍了他们社会性沟通行为的长远发展（McGee, Morrier & Daly, 1999）。

干预技术

"正常化"是有障碍儿童及成人社会技能训练的最普遍的基础观念（Wolfensberger, 1972），它强调一些特定的社会技能的教学，以期让障碍者不会表现得很特别，从而更能够被同伴所接纳。典型的教学内容包括目光对视、索要玩具、与他人分享玩具、参与小组合作、称赞他人等。这些内容可通过一对一的形式或小组课形式的教学，利用行为矫正技术来操作。

一对一教学

经典的一对一干预技术是指在行为矫正原理指导下进行的教学（Strain, Schwartz, 2001）。一名教师直接面对一名学生训练，发展他特定的社交行为，运用的技术包括如提示、辅助、示范、强化等。随后在社会性的场所中加以应用，通过行为的结果来正向强化学生，例如，如果学生正确地表现出某个适当的社会行为，就会得到关注和表扬或想要的东西。此外，教师还可以刻意地布置教室，以刺激儿童主动发起社会行为（McGee, Morrier, & Daly, 1999）。研究表明，在 ASD 孩子与同伴交往之前，教师作为中间媒介，或者采用一对一的教学技术来教主动的社会交往，能够有效地增加他们的社交频率和社交时间（Gaylord-Ross & Haring, 1987; Gaylord-Ross, Haring, Breen & Pitts-Conway, 1984）。

有研究者（Hwang, Hughes, 2000）总结了几项采用一对一教学形式来增加 ASD 儿童社会交往技能的行为干预技术，包括跟随性模仿、自然强化、时间延迟以及情境设置技术。报告表明，在特定的实践环境下教儿童学习各类技能，这四项技术都显示了各自的效果。此外，综合多种策略，并根据不同的技能，运用不同的技术，都可以增强治疗效果。根据每个孩子的情况以及不同的技能学习任务，采用个别化的方案是增加行为干预成功机会的一种方法。

然而，将掌握的技能从一个场合泛化到另一处，这对 ASD 人士来说存在着巨大的困难，而社会技能又必须放在自然场合中才能得以真正应用。可是实际困难是，老师很难把各式各样的现实生活场景全都通过一对一的形式教孩子进行练习。因此，逐渐出现了有同伴一起参加的小组干预形式，并越来越广泛地得以应用。

小组干预

麦西博夫（Mesibov, 1984）的研究报道了第一个针对 ASD 人士社会技能的小组干预项目。这个项目运用正向伙伴体验的方法，来提高 ASD 人士的社会技能，并帮助他们增强自我管理。这个项目的对象是认知技能较高的青少年和成人（智商大于 60 分），每个周末进行 1.5 个小时的干预，持续 24 周。首先开展的是一对一的练习课，重点练习本周会加以应用的那些技能，然后再进行小组集体课。干预的操作技术遵循的是认知行为模式，包括讨论和讲解要学习的技能、原因、示范、指导以及角色扮演。该研究报告说，从家庭和老师对 ASD 人士变化的评估来看，这个项目是成功的。

随后，一项研究（Williams, 1989）报告了一个相似的社会技能干预项目。这是一个长达数年的长期的小组干预项目，有 10 名 ASD 人士参与。集中关注的训练项目是：观点的采择、对话的技巧，以及思维的灵活性。主要运用的干预技术有头脑风暴、示范、做游戏和角色扮演等。该研究报告说，在观点的采择和另外一些特别的技能上，ASD 人士的进步有限，但是他们总体上的社会技能和行为得到了改善，进步的主要表现有：与同伴的交谈、主动发起与小组成员的对话，以及相关的社交与对话技能。

文献资料中还能看到其他一些小组干预项目的报告。另一项研究（Marriage, Gordon & Brand, 1995）报告，在对阿斯伯格综合征学龄儿童（8~12 岁）进行小组干预后，被试增强了自信，并学会了某些具体的社会技能，但却没能在其他场合泛化成功。有人（Howlin & Yates, 1999）报告了成年 ASD 人士的社会技能在社交小组的实践中得到改善。还有人（Ozonoff & Miller, 1995）报告，小组干预能够帮助具有平均智商的青春期 ASD 人士改善他们的观点采择能力，尽管他们仍然难以在治疗场所之外的地方泛化应用这种能力。

在一项研究中（Kralny, Williams, Provencal et al., 2003），研究者明确地阐述了开展社交小组干预的一些原则，包括将抽象的概念具体化、形象化，提供结构化和可预知性，给予脚手架式的语言支持，提供多种多样的学习机会，例如开展"以他人为中心"的活动，促进自我意识和自尊的提升，目标的选择要明确，干预的步骤要循序渐进，要提供泛化的机会以及持续不断的练习等。

技能训练的局限性

尽管面向行为正常化、以技能为目标的干预项目可以改善 ASD 儿童的社会功能，但是，与普通儿童相比，他们开展社会交往的动机仍旧很低，对社会性事件的预判和领悟仍然有限，社会性表达仍然缺乏。因此，他们学得的技能通常无法在其他场合中得以泛化，且最终有可能逐渐消失（Schopler & Mesibov, 1986）。

此外，有几份研究报告说，ASD 儿童身上出现的社交问题并不能单单归因于特定的社会技能的缺乏。有人（Attwood, Frith, Hermelin, 1988）发现，经过相同时间的社交干预，ASD 儿童与对照组的唐氏综合征儿童在工具性手语的运用上不存在差异。另一份研究报告说（Magill & Lord, 1989），某些特定的社交行为，如目光对视的问题，在高功能 ASD 人士中出现的频率与没有障碍的对照组是一样的。但是这两项研究都发现，ASD 儿童社会交往频率存在显著的差异。因此，特定的社交行为的出现，并不必然地预示着现实中的社交成功。

此外，尚没有研究证据表明，有障碍儿童社会技能的掌握程度与他们被同伴接纳的程度之间存在明确的关系（Hurley-Geffner, 1995），这说明，尽管整体性的社会技能可能得以改善，但 ASD 儿童未必能赢得同伴更多的好感和更多的接纳。

总之，文献表明，仅仅训练社会技能，尤其是只在教学环境中训练这些将来在其他场合中得不到泛化的技能，虽然有价值，但价值有限。

TEACCH 方法

目标

用于社会技能训练的 TEACCH 方法，与 TEACCH 工作的其他方面一样，最根本的目标都是为帮助 ASD 人士在自己所处的环境中很好地、独立地发挥出自己的功能。实现此目标，TEACCH 依据的是实证研究文献，是对孤独症特征的理解（参见第三章"孤独症文化"所述），充分地考虑 ASD 个体的强项、需要和兴趣。

但是，与其他项目将重点放在个人社会技能的训练上有所不同，TEACCH 在社会技能方面的干预首先考虑的是游戏玩耍，在这个过程中让 ASD 儿童获得社会化的享受。与他人一道获得的正向体验是社会技能发展的重要基础，而 ASD 儿童在社会交往中的兴趣、理解和预判能力都很有限。因此，基本的目标应该是在社会情境下为儿童提供有意义的体验，并反复地让他从中获得这种体验，不应该只是教一些特定的社会行为，虽然那看起来似乎显得更"正常"（Garfin & Lord, 1986）。只要能够实现这个重要的基础目标，当 ASD 儿童真正地需要开展有意义的交往时，他自然就会出现那些特定的行为，例如目光对视和微笑。

有的 ASD 人士很乐意参与社会性活动，但其努力常常遭遇到挫折，对这些人来说，更重要的是让社交活动生动、有趣且让他们长见识。他们的问题不在于社会交往的动机缺乏，而在于能否建立起良好且自信的自我感受，在于能否被自己喜欢并希望接近的同伴所接受。

技术

个人兴趣

让社会交往有趣的最重要的技术是充分利用 ASD 人士的兴趣和领悟来引导活动。ASD 人士由于自身的兴趣狭窄而往往拒绝很多社交机会，因而只有增加社交活动的趣味性，才能增强他们的参与动机。例如，我们不会仅因为普通儿童具有某个行为，就要求 ASD 幼儿也必须表现出同样的行为，比如注视同伴的行为。研究文献指出，这类技能可以教，但文献也指出，目光对视并不能充分意味社会技能的增加。因此，TEACCH 认为，更重要的是帮 ASD 孩子把注意力集中并维持在活动上，例如，专注地做事，在其他同伴旁边玩耍，或者与其他儿童一起玩，而且这些活动在各个层次上都能吸引他们的兴趣，对他们有现实的意义。

下面列举了各年龄段 ASD 人士可能会感兴趣的活动：

幼儿和具象学习风格的儿童

用他们喜欢的物品做简单的游戏（平行游戏或十分容易的活动，例如，用手传递物品，轮流把东西投入篮子里，轮流放置拼图块等），跟随引导者，推球或者来回推动汽车玩具、分享点心、唱歌等。

学龄儿童和具象学习风格的儿童
音乐摇椅，简单的纸牌游戏，手工或艺术活动，一起玩沙子或玩水。

青少年
扑克游戏，看电影，玩电脑游戏，聊天，一起外出吃饭，打保龄球。

成年人
去电影院看电影，体育活动，去饭店就餐，社会性游戏比赛（例如，拼字游戏或纸牌），讨论社会问题，参加音乐会。

高度结构化的小组

社交行为的干预应该在最终应用此技能的场合中开展，也就是说，社交行为需要在小组环境中干预。但是小组人数多少，需要考虑 ASD 人士的个性、能力和需要。例如，对于幼儿以及有严重认知障碍或社交障碍的人来说，一个小型的小组可以只有 2 个人，而大龄和能力更好的人士，可以参与 10~15 个同伴组成的小组活动并从中受益。

小组中的成员通常会一起参与那些休闲娱乐的活动，如上文所列举的那些；大龄和能力较好的 ASD 人士，还可以参与一些结构化的交往活动（例如，练习处理工作中的冲突，或者邀请有可能成为朋友的人去喝咖啡），他们还可以练习轻松自在的对话。不管在小组中进行何种活动，一定要提供各种互动的练习机会。

要有效果，小组就必须高度结构化和个别化。结构化教学的原理与技术应该应用在每个 ASD 人士身上（参见第四章"结构化教学"），提供给每个参与者必要的视觉化、结构化的指导（例如图表、参照表、谈话要点或剧本讲稿等），以帮助每个人学习和应用社会技能。例如，在小组游戏时，老师的辅助不是靠口语或肢体，而是应该准备更高级的视觉提示，根据需要向 ASD 人士呈现这些视觉提示。例如，老师可在文件夹内放置一套包含游戏内容的卡片，并在文件夹外面标上游戏的名称"钓鱼"，再准备一个相互传递的物品，用来指示轮到哪一位了。虽然对普通的人来说，只需根据口语讲解就能很好地理解这个游戏规则，但是对 ASD 人士来说，只有当提示信息以视觉化的形式呈现时，他们似乎才能更好地领悟这种提示及游戏规则。

一些低龄的或者最"冷漠"的 ASD 人士，在这类小组活动中只有最为基本的社会体验，例如只是学着按照其他人一样的方式，在一样的位置上玩自己熟悉的玩具。对这样的人，不要过高地提出社会交往的要求，而应该给他们提供充分的视觉信息，提示"在何处"（例如，如果要坐在沙发上或者在某个区域里玩，就用红色胶带在地板上清楚地标出界限）、"做什么"（把熟悉的玩具或感兴趣的物品放进篮子里）、"做多久"（放置一个闹钟，指针的移动可以指示进程，闹钟响时指示课程结束）、"然后做什么"（准备另一个篮子回收游戏材料，用一个杯子指示他去吃点心的桌子那里）。

随着 ASD 儿童社会舒适感的增加以及社会技能的进步，目标可以逐步提高。例如，老师已经分别单独教会了两个学生开展某项活动（例如，与老师相互传递拼图块，或者交替翻卡片），那么就可以要求两个学生在一起做这项活动，但在过程中还是应该给予他们视觉结构化指示，向他们说明"在哪里、做什么、做多久、了解自己的成绩和阶段性目标以及下一步做什么"。在很容易找到另外一个伙伴的环境中，两个学生中的一个接下来有可能与第三个伙伴一起再开展同样的活动，这两个学生中的另一个接下来的目标则可能是与第三个伙伴再共同学习新的游戏；第三个学生有可能在学习做游戏的同时，还要求学习相应的对话，他最终要实现的目标是，走进房间找人一起玩、一起说话。这样的教学过程遵循的是基于技能训练的策略，要逐步地撤除老师或同伴的提示，让 ASD 人士逐渐独立地交往。TEACCH 的方法与其他方法最关键的区别之处在于：①选择的活动最能激发学生的兴趣和动机；②运用视觉结构化让活动清晰可见且具有现实意义；③在有现实意义的情境中增加学生的正向社交体验。

普通孩子做同伴

我们很早就注意到，选择普通孩子做同伴能够积极地影响 ASD 儿童的学习，所以只要有可能，我们就会把普通儿童融入我们的项目中来。但是，仅仅将普通儿童和 ASD 儿童简单地安排在一起是不够的，要想让这种融合体验带来最大效果，必须采取以下几个重要步骤。

这些孩子在一起开展社交互动，最重要的是事先要对普通同伴做好充分的准备工作。这些准备包括关于孤独症的简单介绍，以及关于活动的一些特别建议，建议的活动应该是针对并适合 ASD 儿童的，目的是吸引他直接参与。向普通儿童介绍一些特别的玩具和活动会很有用，比如"约尼喜欢接弹力球"或"鲍勃喜欢画卡通人物"。这些准备的核心目的是为 ASD 儿童提供有趣的、有意义的体验，这样他们才会对互动活动有感觉，同时也要让普通儿童在这些活动中体会参与的乐趣，并且非常明确自己的角色。

相关研究揭示了同伴介入的干预方法的难点在于，如何维持普通儿童的动机，让他们能持续地发起与 ASD 儿童的互动（Schopler & Mesibov, 1986）。造成困难的部分原因主要是普通儿童很难理解 ASD 儿童的异常行为。为此，我们采用了几种办法来帮助这些普通儿童。我对普通儿童给出的建议之一是，当他们不明白 ASD 儿童正在做什么的时候，就模仿他正在做的那个活动，然后，一旦 ASD 儿童看过来，就把这个活动变得更加有乐趣。例如，如果 ASD 儿童正在游戏区里跑来跑去，那就首先跟着他，然后再以一种有趣的方式渐渐地改变这种跑来跑去的活动。我们还建议普通儿童的身体姿态要尽量与 ASD 儿童保持一致，例如，当 ASD 儿童站起来或者躺下去的时候，他们也应该站起来或者躺下去，这样才能够有机会维持社会交往。我们建议普通儿童应该向 ASD 儿童演示自己想得到什么的时候是怎么做的，而不能光靠口头说话向 ASD 儿童指示。另外我们还告诉他们，吸引 ASD 儿童注意力的一个很有效的技巧就是模仿他。最后，我们特别强调坚持，有时候普通同伴需要多次尝试才能获得 ASD 儿童的注意或合作。

此外，有的同伴可能难以理解他们交往的目的或者如何使他们的活动充满乐趣。为同伴定期地安排时间讨论他们的想法、问题，并讨论团体成员提出的需要关注的事情。尤其是某个孤独症谱系障碍参与者表现出异常的行为或发脾气时，这么做非常重要。

对话指导

虽然很多大龄或者口语较好的 ASD 人士有自己偏爱的话题，也有能力就这个话题与人沟通，但是他们通常都很难将自己的兴趣恰当地融入社交互动中去。他们可能过度地谈论自己感兴趣的事，却不在意自己的说话对象。这些特殊兴趣包括鞋子、别人的生日、交通图以及某项体育活动等，虽然这些内容对于普通成年人来说也算是适当的交谈话题，但是别人很少会像 ASD 人士那样长时间不停地谈论，而且谈论大量的细节。提高这类人群对话技能的一个有效的教学方法是利用他们的兴趣来激发他们的对话和交往动机，但接下来要帮助他们明白谈论到什么程度就过头了（Mesibov, 1984）。在 TEACCH 组织的社交团体中，我们通常会按年龄将小组里的 ASD 人士与普通同伴结成对子，然后讨论大家都感兴趣的话题。随后，我们对 ASD 人士进行对话指导，例如"关于你想聊的这个话题，你先说三句，然后问你的同伴他想了解些什么"。另一个技巧是，每三分钟就换一个话题，双方轮换着选取话题。我们还可以先拟好一份含有十个话题的清单，都是该年龄段感兴趣的话题，然后让参与者从这份清单里选择一个让大家讨论。（参见第六章"沟通"）

教师或学校员工的参与

我们发现，学校员工直接作为参与者加入到团体活动中会非常有帮助。这可以增加互动的乐趣，尤其对大龄儿童和成年 ASD 人士。在遇到困难时，可以让学校员工直接为那些普通同伴做示范，通过演示互动方法和社交技巧来帮助这些普通儿童。在社会技能的教学中，正向激励且热情洋溢的方法策略对所有学校员工都是必不可少的。

开展这种普通同伴介入的干预方法，可以给 ASD 儿童带来正向的体验，但很重要的一点就是不要对他们的参与程度和互动程度有过高的期望。尽管普通同伴也总能体会到这样的团体活动很好玩，很有意义，但要切记，这种小组活动与真正的朋友之间的活动仍然不同。把这种团体活动提供的交往体验等同于真正的朋友间的交往，会导致我们轻视前文所述的必要且细致的准备工作，导致我们忽视必要的外部帮助与强化手段对维持团体活动的重要性。

因此，在这类活动中，领导者的作用是维护 ASD 儿童与普通同伴互动的积极氛围，同时要为 ASD 儿童尚不能理解的活动提供充分的结构化。

本章小结

TEACCH 社交干预的首要目标是要让 ASD 人士体验到社会交往有乐趣、有意义，并且是积极的。因此，与其把干预目标设定为让他们掌握某些社会技能以看起来"正常",不如把目标定为让他们理解社交互动,体验到社交活动的乐趣,由此 ASD 人士喜欢并渴望进入社会性场所,参与社交活动的可能性就会增大。我们的实践已经说明,TEACCH 的方法能够帮助各种年龄和各种程度的 ASD 人士享受社会环境下的交往互动,并改善他们的社会技能。

第八章　父母

历史背景

利奥·凯纳在 1943 年的论文中首次用"孤独症"的标签描述了他的 11 名儿童患者，并讨论对这些孩子的父母的观察。凯纳指出，所有这些父母都是高智商且受过良好教育。他还描述，这些父母都有一些相同的个性特征，对此，他的用词相当负面。

随后的多年时间里，凯纳都纠结在一种推测中：父母的个性特征以及他们与自己孩子的交往是否导致了孤独症。一方面，在他最初的文章中，他认为"孩子们从生命之初就孤独，这让我们很难将其完全归因于患儿早期与父母的关系。那么我们必须假设，这些儿童来到这个世界时，天生就缺乏能力，无法构建起正常的、生物学意义上天然的与人交往能力，这如同其他出生时就带着身体残疾或智力残疾的儿童一样"（1943, p250）。然而在同一篇文章中，在陈述了自己对患儿父母的个性特征以及婚姻状态的负面看法之后，他说："因此问题来了：是否以及在多大程度上，这些父母的个性特征和婚姻问题导致了患儿的病症？"（1943, p250）他在其他论文中（Eisenberg, Kanner, 1956; Kanner, 1949）也曾指出，父母应为孤独症负责。但是多年以后，凯纳（1968）修正了自己的看法，他再次将注意力放在了孤独症先天的、生物学的属性上。

正当凯纳还纠结于父母在孩子的孤独症上到底扮演什么角色时，布鲁诺·贝特尔海姆（1967）推动了一种毫无价值的荒谬观点的发展，他认为父母应为孤独症负责。虽然布鲁诺·贝特尔海姆曾经被视为一名精神病学家，但事实上他既不是医生也不是心理学专家，更不是一名有过训练的精神分析学家（Pollack, 1997）。他只学习过艺术史和国际贸易，曾在维也纳大学获得美学学位。在第二次世界大战爆发时，他在其父亲的木材公司工作。他在集中营度过了 11 个月后移民到了美国，并将自己打扮成一名儿童治疗师，随后在儿童精神病理学领域迅速出名，最终当上了芝加哥大学精神治疗学部的主任。正如本书第一章"TEACCH 的起源和历史"中所述，贝特尔海姆对孤独症儿童的父母持有极端负面的观点，他的策略就是将 ASD 儿童与他们的父母隔离，不允许父母参加儿童的治疗，其结果只是让父母承受着自我愧疚的巨大压力，而提供给孩子和父母的那些"治疗"却都毫无效果。可是他不断地著书立说，频频在媒体露脸，凭借夸大其词的鼓吹，让自己在随后的几十年里变成了一位很有影响力的人物，这种影响不仅遍及儿童心理学和精神病学、教师等专业人员的职业培训中，而且也影响到了公众文化领域，孤独症源自父母的病理学谬论进而流传开来。

观点的转变

20 世纪 60 年代中后期，一些专业人员就已开始对父母引发孤独症的流行理论提出了疑问。研究人员开始逐渐认识到，孤独症是一种有着生物学基础的障碍（Ornitz & Ritvo, 1968; Rimland, 1964; Rutter, 1965, 1968; Schopler, 1966; Wing, 1966）。在最早对父母错误的养护方式导致孩子的孤独症的观点持反对态度的专业人员中，就有 TEACCH 项目的共同创立者，精神病学家埃里克·邵普勒和精神病学家罗伯特·赖克勒（参见第一章"TEACCH 的起源和历史"）。邵普勒和赖克勒根据自己的研究工作，推论孤独症儿童的父母就是普通的人，他们艰辛抚育着自己的发展障碍孩子，面对挑战与重负，勇敢地进行着斗争，但却没能获得足够的专业支持和帮助（Schopler, 1997）。

1965 年，一个全美范围的父母团体——全国孤独症儿童协会（现更名为美国孤独症协会）成立了，它为父母和专业人员提供支持，促进相互间的信息沟通，为孤独症人士的需要争取权益（Warren, 1984）。多数专业人员对父母的态度变得越来越支持，越来越尊重了。到了 20 世纪 70 年代中期，一些研究人员还开始着手考察孤独症儿童的父母所面临的压力以及应对方案。

关于父母压力和处理方案的研究

由于方法学上的因素，各方关于父母压力和应对方案的研究尚难以形成有结论性的结果，例如样本小，样本中"儿童"不同的年龄范围，样本有可能并不能代表那些被严谨医学诊断的 ASD 儿童及其父母群体，大量测量工具相互之间无法比较等。但是，从研究文献中，我们依然可以了解到一些总体趋势。

访谈

来自世界不同地区的几项基于孤独症父母访谈的研究显示，这些父母具有相似的忧虑和经历。米登塞等人（Midence, O'Neill, 1999）运用半结构化的技术，访谈了威尔士地区孤独症儿童的父母，请他们讲述自己的经历，并从他们的反馈中归纳出六个共通的主题：①自己孩子的异常行为和发展；②无法理解自己的孩子，或者不知道他们哪儿出问题了，由此带来的紧张让他们深感焦虑与愧疚；③难以获得正确的诊断；④孩子的诊断结果带来了安慰并增加了清晰度；⑤专家支持与帮助非常重要；⑥家庭最终走向适应，接受和欣赏孩子。

在加拿大亚伯达省开展的一项家长访谈研究中（Fong, Wilgosh & Sobsey, 1993），从ASD青少年的父母那里归纳出了六个他们共有的关注热点：①孩子的问题行为，包括：发脾气、攻击、自伤、破坏、强迫、仪式化、冲动和自我刺激等（p.108）；②有限的社交能力和社会辨别能力，常使得孩子被嘲弄或拒绝；③ASD孩子对家庭生活的影响，例如经济上的压力，以及"日常生活能力上长期的管理和帮助"（p.109）的需要；④与学校等教育服务相关的问题；⑤和专业人员在一起时的紧张体验；⑥对未来的忧虑，包括生活上安排和性方面的问题。这些家庭都说，配偶和其他家庭成员以及朋友、工作上司的支持与帮助，让他们很受益。

科勒（Kohler, 1999）在美国宾夕法尼亚州一个地区所做的ASD儿童的家庭访谈报告说，家长的忧虑包括：诊断的拖延、干预服务的无效与不足、不同的服务人员之间的沟通与合作贫乏。不过，也有一些父母报告说自己获得了非常有价值的服务和信息。

等级评定量表

大多数采用等级评定量表的研究都发现，孤独症家庭的父母，尤其是孩子的母亲，与普通儿童、唐氏综合征等其他障碍儿童的父母相比，承受了更大的压力（Bebko, Konstantareas & Springer, 1987; Bouma & Schweitzer, 1990; Dumas, Wolf, Fisman & Culligan, 1991; Holroyd & McArthur, 1976; Hoppes & Harris, 1990; Koegel et al., 1992; Konstantareas, Homatidis & Plowright, 1992; Rodrigue, Morgan & Geffken, 1990, 1992; Sanders & Morgan, 1997; Sharpley, Bitsika & Efremdis, 1997; Sivberg, 2002; Weiss, 2002）。一份报告显示（DeMyer and Goldberg, 1983），孤独症孩子给家庭带来的最常见的困扰或负面影响包

括：家庭很难再有能力开展休闲娱乐活动、承受经济负担以及保证父母心理健康。与之类似，研究者在另一项调查的样本中也发现（Fisman, Wolf, Noh, 1989），ASD 儿童的母亲在那些反映"一同快乐地做事和游戏"的调查项目上给出的家庭评分要显著地低于对照组。布里斯托也报告（Bristol, 1987），与普通家庭相比，孤独症及其他发育障碍儿童的家庭的日常活动显著地混乱，这点与另一位研究者（O'Moore, 1978）曾经进行的令人心碎的父母访谈的结果相一致。凯格尔等人（Koegel, 1992）在一项关于资源和压力的评估测试中发现，与普遍组相比，来自不同文化和地区的孤独症儿童的母亲，普遍地表现出对孩子独立生活及长远未来的担心。

相关的研究还涉及了孩子的年龄与父母压力之间的关系。有研究发现，从多个指标上看，低龄儿童给父母带来了更大的压力（Bebko et al., 1987; Dumas et al., 1991; Gray & Holden, 1992），但也有其他研究发现，大龄孩子对父母来说更困难（Bristol, 1984; Holroyd, Brown, Wikler & Simmons, 1975; Komstantareas & Homatidis, 1989）。还有研究认为，儿童年龄的大小对父母的影响不存在显著差异（Koegel et al., 1992）。某些指标显示，年幼儿童给母亲带来的压力要比父亲更大，这也许是因为母亲更多地进行养育工作，让她更早地意识到了孩子的障碍（Bebko et al., 1987; Dumas et al., 1991）。

有些研究发现，儿童障碍的严重程度与家庭的压力相关（Bebko et al., 1987; Freeman, Perry & Factor, 1991; Henderson & Vandenberg, 1992; Konstantareas & Homatidis, 1989; Konstantareas et al., 1992），但也有研究认为不存在关联（Holyroyd et al., 1975; Koegel et al., 1992; Milgrim & Atzil, 1988）。有一项研究甚至发现，儿童障碍的程度越严重，父母之间的婚姻压力反而越少，这也许是因为严重的障碍让事情变得更为清晰，父母双方对养育的分歧也就越少（Bristol, 1987）。

大量研究都认同许多因素在缓解 ASD 儿童的父母压力方面都能起到重要的作用，诸如社会的支持、父母应对儿童的方案以及信仰系统等（Bristol, 1987; Bristol, Gallagher & Schopler, 1988; Henderson & Vandenberg, 1992; Sivberg, 1999; Tunali & Power, 2002; Weiss, 2002; Wolf, Noh, Fishman & Speechley, 1989）。关注母亲所承受的压力并给予帮助，这点尤其重要。研究人员（Robbins, Dunlap & Plienis, 1991）在一个父母培训项目中发现，母亲

承受的压力与孩子的发展进步存在着显著的负相关。也就是说，母亲承受的压力越小，她的孩子取得的进步也就越大。

实用的信息资源对减轻父母的压力也起着重要作用。有人（Albanese, San Miguel, Koegel, 1995）曾报告，他们在工作中所接触的儿童家庭最常重视并寻求下列这些信息：①儿童保姆的资源信息；②书籍、当地的专家、国内团体等相关的资源信息；③其他儿童父母的联系信息；④财产规划方面的信息；⑤权益保障方面的资源。

孤独症父母存在共性吗

社会阶层

早年基于凯纳对孤独症儿童父母的智力和教育水平的观察，专业人士在相当一段时间里都相信孤独症只出现在父母受过良好教育并有良好职业的家庭里。邵普勒等人在谈及社会阶层与孤独症关系的早期研究时，对当时的情况描述道，"在有些报告里，父母的较高社会阶层地位，成为判断孩子是否属于孤独症群体的一个'**诊断要点**'（报告原文对此使用了着重号）"（Schopler, Andrew, Strupp, 1979, p.140）。

但是，临床观察与实证研究两个方面的进展很快就推翻了这种孤独症只发生在高学历家庭中的论调，因为实践证明，孤独症在各种经济条件的社会状况下都会出现（Socialeconomic Status, SES; Gillberg & Schaumann, 1982; Ritvo et al., 1971; Schopler et al., 1979）。然而，在特定数量的幼儿孤独症临床样本中（也就是说，经临床医生或教育服务机构的鉴定筛查出来的儿童），孤独症儿童的父母属于高社会阶层的比例要略微高一些（Bolton et al., 1994; Cantwell, Baker, & Rutter, 1979; Cox, Rutter, Newman, Bartak, 1975; DeMyer, 1979; Eisenberg & Kanner, 1956; Kolvin, Ounsted, Richardson, Garside, 1971; Rimland, 1964; Rutter & Lockyer, 1967; Sauna, 1987; Tsai, Stewart, Faust & Shook, 1982）。

邵普勒等人（Schopler et al., 1979）通过分析，得出了几个因素，能够解释孤独症临床样本中社会经济状况较好的家庭所占比例较高的原因。这些因素包括：这些父母能够更早地认识到自己孩子的发育问题，并能更有力地提供孤独症诊断所需的详细病史；社会经济状况较好的家庭，经济支付能力也较好，更有能力将孩子送去接受相关的干预服务。蔡逸周等人（Tsai, 1982）也给出了相似的结论：当孤独症教育服务被公众了解且容易获得时，在参与他们的干预项目中的孤独症父母中，社会阶层的整体分布情况与临床对照组相比，以及与普通人群的社会阶层的分布情况相比，就不存在显著差异了。

来自临床的样本可能存在某些结果上的偏差，因为去医院求医本身会受到多种社会学因素的影响，与之不同的是流行病学（或人口学）研究，它是对某个地区的整体发病率进行筛查，并对筛查出来的所有孤独症样本进行研究。洛娜·温（Wing, 1980）的小组在伦敦附近开展的一项流行病学研究报告说，未发现社会阶层与孤独症之间存在关联的证据；另一位丹麦的研究者比尔泰（Birte Hoeg Brask, 1972）① 在丹麦某地区的一项相似研究中也没有发现这种相关性。但洛娜也承认说，她没有能力解释洛特（Lotter, 1967）标志性的流行病学研究结果。洛特当年曾在英国某个地区对人口筛查出来的孤独症儿童的父母，进行了两项严格的智力测验，并将儿童父亲的职业与英国全国的常模数据进行了比较。洛特发现，孤独症儿童的父母群体在两项智力测验上的成绩都显著地优于普通人群，而且即使考虑了社会阶层和受教育程度的因素，儿童的母亲也比对照组普通儿童的母亲有着更高的智力。对于父亲的职业，洛特样本中最具孤独症特征的儿童（显著的社会性孤独，有重复性仪式行为）的父亲中有60%处在社会等级第2级上（共分为5个等级），非孤独症的其他障碍儿童的父亲只有24%处在这个等级中，而普通儿童的父亲则只有23%处于该等级。对此，洛娜给出的说法是："结论肯定是：之所以当年凯纳得出那样的观察结果，即孤独症与高社会阶层之间所存在的显著相关性，至少部分是因为抽样的方法，但是，我们至今仍然不能确定（孤独症与社会经济状况之间）是否存在着显著的相关性。"（Wing, 1980, p.417）

其他一些流行病学或准流行病学研究也报告了孤独症人士父亲受教育程度较高（Treffert, 1970），父亲职业程度较高（Steinhausen, Breinlinger, Wohlleben, 1986），或者母亲受教育程度较高（Croen, Grether, Hoogstrate, Sellin, 2002）的结果。

关于孤独症儿童的父母较好的社会经济状况和较高的智力水平这个问

---

① 原注：洛娜在1980的研究中曾引用这项研究结果。

题，尽管会时不时地被提出来并引发研究者的兴趣，但是在临床干预实践里，这个问题没有太大的意义。ASD 会出现在各个社会经济阶层，也会出现在各个国家，只要在这个国家里做过筛查（Cohen & Volkman 在 1997 年，Schopler 在 2000 年曾著文讨论了其他国家的孤独症谱系障碍的相关问题）。

心理状况

我们在审视父母的心理状况的共性之前，必须先说明两个重要的问题。首先，父母个性或行为导致孩子孤独症的推测早在很多年以前就已经被完全推翻了（Cantewell, Baker & Rutter, 1978）。其次，必须要明确的是，个性特征的模式并不等同于精神障碍。精神障碍意味着思维、感受、行为的模式会破坏某些方面的日常生活功能（如工作、社会或家庭生活），属于障碍，并不常见。另外一方面，所有人都有自己的个性特征模式，心理学家多年来也一直在努力测量并划分出有意义的模式或特质。

在精神病学障碍评测上，20 世纪 70 年代至 80 年代曾有很多对孤独症儿童的父母开展的心理学测验研究，这些报告都表明，在心理学测试或者个性自评报告测验中，孤独症儿童的父母与普通人之间不存在显著差异，这些测试包括《明尼苏达多相人格调查表》（Minnesota Multiphasic Personality Inventory, MMPI）、《艾森克人格调查表》（Eysenck Personality Inventory）、《莫德斯雷人格调查表》（Maudsley Personality Inventory）（Cantwell, Baker & Rutter, 1979; DeMyer, 1979; Koegel, Schreibman, O'Neill & Burke, 1983; Kolvin, Garside & Kidd, 1971; McAdoo & DeMyer, 1978; Netley, Lockyer & Greenbaum, 1975）。但是通过自评报告测试，分析受试者的抑郁和焦虑等症状的多项研究显示，相比于普通儿童、唐氏综合征儿童的父母，或者其他临床对照组，孤独症儿童的父母所承受的心理压力更高，尤其是母亲（Bristol, Gallagher & Schopler, 1988; DeMyer, 1979; Dumas et al., 1991; Gray & Holden, 1992; Milgirm & Atzil, 1988; Moes, Koegel, Schreibman & Loos, 1992; Sharpley, Bitsike & Efremidis, 1997; Weiss, 2002; Wolf et al., 1989）。

此外，TEACCH 以及其他研究人员近期发表的研究显示，与唐氏综合征儿童的父母相比，孤独症儿童的父母的临床压力的评分等级偏高（Bolton, Pickles, Murphy & Rutter, 1998; Piven et al., 1991; Piven & Palmer, 1999; Smalley et al., 1995）。早期的研究倾向于假设父母的抑郁是源自养育孩子的压力，但这几个研究中四个不同的样本都显示，孤独症儿童的父母中严重抑郁的大部分案例的症状表现早在孤独症孩子出生之前就已经存在了。

这些研究还发现，与唐氏综合征儿童的父母相比，孤独症儿童的父母其他焦虑障碍的评分等级更高（Piven et al., 1991），社交恐怖症的评分等级也高（Piven & Palmer, 1999; Smally et al., 1995）。有些迹象还表明，在其直系亲属中强迫症的发生率较高（Bolton et al., 1998）。

对于研究中发现的孤独症儿童父母抑郁评分高的现象，研究人员（Piven, 1999）给出了几个假设性的解释：①一些个体本身具有抑郁倾向的基因而生了孤独症孩子；②抑郁或者焦虑的个体有更高的概率与携带孤独症遗传易感基因的异性结婚生子。然而，到目前为止，孤独症谱系障碍的遗传学机制尚不清楚，研究还在继续。

至于一般性的个性特质问题，各方研究人员多年来一直提出一种假说：一些父母（和其他家庭成员）可能具有部分的、温和形式的但本质类似的孤独症行为特征，这些多种行为特征组合在一起的、严重的形式就是所谓的孤独症（Cantwell, Baker & Rutter, 1979; Eisenberg & Kanner, 1956; Narayan, Moyes & Wolff, 1990; Netley et al., 1975）。对于这类行为特征形式近年来出现一些概念化的描述术语，如孤独症的"次变异"（lesser variant; Bolton et al., 1994）和"广义孤独症表型"（Broader Autism Phenotype, BAP; Piven, 1999）。"广义孤独症表型"概念背后的理论是，多种基因的共同作用才导致ASD充分表现出来的综合征，但只有几个这样的基因存在时，其结果才有可能产生本质类似但程度较轻的形式（Piven, 1999）。

关于"广义孤独症表型"（BAP）各方面的研究证据不断出现（Fombonne, Bolton, Prior, Jordan & Murphy, 1997; Murphy et al., 2000; Piven, 1999; Piven, Parmer, Jacobi, Childress & Arndt, 1997）。有几项研究发现，孤独症儿童的父母存在轻微的语言困难。研究人员（Landa, Folstein, Isaacs, 1991）报告，在他们的研究样本里，孤独症儿童的父母有34%存在显著的语言困难，很难按要求编讲出完整清晰的儿童故事，还有另外几位父母甚至感觉太难而拒绝接受这样的任务。兰达等人（Landa et al., 1992）发现，其研究样本中42%的孤独症儿童的父母在语言的社交上、语言的语用上（即以恰当且有效的社交方式流畅地运用语言的能力）等多个方面，存在轻度但仍可测出的非损伤性困难。福尔斯坦等人（Folstein, 1999）发现，24%的孤独症父母在自己儿童时期曾有过与语言相关的困难,他们成人时期的各种基于语言的认知任务,如拼写、读音、词语连接等能力上也都存在轻度的困难。皮文等人(Piven, Palmer, 1997)也报告了略有不同的研究结果,与唐氏综合征父母的对照组相比,孤独症父母组不存在拼写或简单阅读/解码的困难,但是他们在单词快速查找和阅读方面的确显现出缺陷(该研究只报告了整体两个组的比较,未说明组内的情况)。

另有一些关于孤独症儿童的父母共性的研究,涉及了不善于社交和行为刻板固执方面的情况。皮文等人(Piven et al., 1994)通过标准化的个体访谈,与接受同样评测的唐氏综合征父母的对照组做比较,发现孤独症父母在对他人的社交和情绪暗示能力上,更多地自我评价为"冷淡"、"不够圆滑"和"迟钝"。皮文等人(Piven, Palmer, Landa, 1997)研究了多组孤独症父母样本,通过个性特征"最佳评估"分析法,即根据自评报告和配偶评价报告进行双重评估,都重复得出了同样的结果,并且都发现"固执"(定义是对新环境和新观念难以接受且缺乏兴趣)的评价得分显著较高。

有几个研究小组还研究了孤独症儿童的父母在"执行功能"方面的共性。"执行功能"是指各种认知活动,如计划、组织、按需调转注意力、抑制本能的反应,以及记忆能力。休斯等人(Hughs, Leboyer, Bouvard, 1997)报告了孤独症儿童的父母、智障儿童的父母和普通成人三项执行功能测试的结果。孤独症儿童的父母组与其他组相比,在涉及转换注意力、计划和工作记忆的任务上,出错率明显要高,而在其他非执行功能的任务中(辨识学习、空间记忆),却不存在显著差异。此外,孤独症父母组的执行功能整体得分,与他们在预测中的社会行为评估结果之间存在一定的相关性(社会行为方面的异常越明显,执行功能上的困难越多)。进一步分析发现,孤独症父母中的25%存在显著的执行功能困难。皮文等人(Piven, Palmer, 1997)也报告说,在一项标准的执行功能/计划任务[①]中,与对照组相比,孤独症父母存在缺陷。

总之,对孤独症儿童的父母的研究和临床报告逐渐发生着变化。最初那套认为父母导致孤独症的理论早已被推翻,随后的一段时期,曾认为孤独症儿童父母与其他父母无异,只是因为孩子而不堪重压,而目前则认识到,在

---

① 译注:此项研究使用的汉诺塔游戏(Tower of Hanoi),又译为"河内塔游戏",是一种数学益智游戏。

孤独症儿童父母整个群体中高比例地存在生物学基础的抑郁、焦虑以及执行功能困难，而且，某些孤独症父母自身表现出了某种轻度形式的、孤立显现但本质上类似的 ASD 行为特征。

父母培训项目

TEACCH 项目的创建者等人，最早以专业人员的身份提出主张，父母可以通过学习而成为自己孩子的"联合治疗师"（co-therapists, Schopler & Reichler, 1971）。在前面介绍的关于父母特征的研究中，也从未有人拿出证据来反对我们的这种主张。TEACCH 的研究明确地表明，孤独症父母在孩子各项能力的学习过程中可以发挥出重大作用（Marcus, Lansing, Andrew & Schopler, 1978; Mesibov & Baker, 1982; Short, 1984）。有些研究也报告，与机构中的治疗师相比，父母的教学更有效（Koegel et al., 1982; Schopler & Reichler, 1971）。另一项研究报告认为，针对父母的培训是所有成功的孤独症儿童早期干预项目中必不可少的一个组成部分（Dawson & Ostering, 1997）。另外，有证据表明，父母培训能够有效地缓解父母的抑郁症状（Bristol, Gallagher & Holt, 1993），还能增加积极的家庭交往（Koegel, Bimbela & Schreibman, 1996; Moes, 1995）和休闲活动（Koegel et al., 1982）。

传统的行为学方法

以往的父母培训模式一直都是向父母传授标准的操作程序，例如，发指令、辅助、正向强化，以及消退问题行为等。在一项早期研究中，研究者运用这些行为技术，对住院或门诊儿童开展了行为治疗课程，报告说 13 名孤独症儿童学会了新技能（Lovaas, Koegel, Simmons, Long, 1973）。经过这种操作性学习治疗之后，其中一些孤独症儿童在养护机构或其他的场所居住生活，在那里不再使用这套行为干预方法，随后的 4 年追踪表明，他们失去了曾掌握的大部分技能。但是那些曾接受过行为疗法培训的父母，他们的孩子就保留了这些技能，甚至有些孩子在持续不断地进步。（尽管这项研究经常被用来说明父母接受行为疗法培训的重要性，但是，研究中缺少一组对照儿童，即对照组儿童父母未接受过培训，孩子接受治疗后回家居住同样长时间后的测量结果。因此，这项研究在论述培训父母的重要性方面的说服力有限。)

最近的两份有关父母培训的研究（Smith, Groen & Wynn, 2002, 2001）报告了加州大学洛杉矶分校洛瓦斯孤独症幼儿项目（Lovaas UCLA Young Autism Project）。平均年龄3岁的28个儿童被分成两组，一组父母接受了行为技术培训（2次家访，每周5个小时，持续3~9个月），另一组只是学生接受治疗师的密集行为治疗（平均每周24.5个小时，至少持续18个月）。在追踪的时候（平均年龄7岁7~8个月），对比结果，密集治疗组在智力测验上的得分高于父母培训组（虽然两组都仍旧显著地落后），视觉—空间能力和语言的某些方面，也是前者高于后者。

尽管多篇研究报告说，行为矫正技术的父母培训项目在最初都取得了很大的成功，但是几项追踪研究发现，很多父母最终都不再继续使用培训中所学到的操作性学习程序（Harris & Power, 1984）。例如，在一个全面针对家庭的项目中（Howlin & Rutter, 1987），项目中的孤独症儿童年龄为2~11岁，临床心理学家教父母掌握操作性干预技术，以促进孩子的沟通、游戏和社会技能的发展（心理学家还向这些家庭提供了情绪训练和逻辑训练的支持，所以该项目的培训内容更为广泛，而不仅仅是行为干预）。培训在家中进行（在开始的6个月中，至少每周1次；随后逐渐延长为每月2~3次，持续6个月；在最后6个月里，每月1次）。这项研究共有16个家庭参加，培训结束时与对照组在几个方面进行比较，对照组家庭未接受强度相同的类似培训。结果表明，治疗组的儿童在社会沟通、合作和游戏模式方面明显改善，而且他们的刻板行为更少，发脾气也更少。但是，在对参与该项目的家庭进行的一项追踪研究中，研究者发现，"很少有经过培训的父母报告自己仍在运用那些技术，而且根据父母自己的报告，培训项目完成之后，孩子进一步的总体改善情况在两组（实验组和对照组）之间没有差异，两组家长的感觉都是情况有些改善或维持不变"（Holmes, Helmsley, Rcikett, Likierman, 1982, p.340-341）。

曾有研究人员对学龄前孤独症儿童的父母开办了为期10周的行为矫正原理和操作性言语训练的集体培训班，大多数儿童在一系列的语言技能方面都取得了进步，但是随后一年的追踪显示，多数孩子并未能取得更多的进步（Harris, Wolchik and Weitz, 1981）。研究人员观察到，大多数家庭不再给孩子继续开展正式教学课。后来的研究（Harris, 1986）证实，该项目中56%的家庭在过去的一年内没再"运用规范的行为矫正方法,例如,为了教孩子学习某个行为技能或者控制某个问题行为而进行行为数据的收集"。但在调查前一周时间内,有 86% 的家庭曾运用了行为矫正方法的某些技术来管理孩子,有 58% 的家长运用行为矫正的某些技术来教孩子学习新技能。父亲是否使用这些技术,似乎取决于母亲的使用情况,而如果学校专业人员使用这些技术,父母双方会更乐意运用它们。

在凯格尔等人(Koegel et al., 1982)报告的一个项目中,2~10 岁的孤独症儿童随机分配为父母培训组和临床行为治疗组,按照操作性学习的原理和技术标准对父母进行严格的培训,并在随后的一年里,每月 1 次对他们进行家访,提供电话咨询。临床治疗组中开展的行为矫正与父母培训所学内容相同,但由专业人员来实施。一年后,与自己的训练者在一起时,两组儿童的行为都得到了改善,但当与妈妈在一起时,只有父母培训组中的儿童才显示出改善。与临床组相比,父母培训组的儿童在家里非结构化时段的表现也显示出进步。两组儿童在与其他陌生同龄伙伴社交时,都未表现出行为改善。对同一个项目,其他研究者报告说,接受过培训的父母降低了对自己教育孩子的能力评价(虽然这可能是由于他们在培训前高估了自己的能力)。另外,如果父母既受过培训,而孩子又接受过临床治疗(在不同的时候,不论先后顺序),那么他们中的 62% 更愿意选择临床服务,但是,这种选择的原因也可能是因为临床服务免费。那些按时支付了大笔费用的父母,当被问及相同的问题时,他们中的 92% 则更愿意将父母培训与孩子接受临床服务结合起来(Schreibman, Koegle, Mills, Burke, 1984)。

现代行为学方法

赫尔姆和科兹洛夫(Helm & Kozloff)在 1986 年提出,他们所见到的行为干预技术的父母培训项目,未能充分且恰当地反映出人类行为和发展的模式,太过注重于孤立的行为,忽视了灵活性、功能性和整体性,也未能对家庭的动力以及家长自我形象的改善效果进行评估。

与之类似,凯格尔等人虽然早期曾开创了操作性学习技术的培训工作(e.g., Koegel et al., 1982),后来也逐渐认识到这些技术对于孤独症儿童的局限性。在一个典型的操作性学习程序中,大人进行一个回合教学,是从发出指令开始,最后孩子得到食物或者表扬,因为他完成了既定的正确反应。凯格尔等人发展出了另一种技术,他们称之为"关键反应训练"(pivotal response training, Schreibman, 1997)。这个技术的主要方法包括,跟随孩子的引导去选择物品来玩耍或谈论,奖励孩子所有做出反应的努力,使用自然强化物(例如,如果他尝试着说"汽车",那就给孩子玩具汽车)。凯格尔(1996)报告了一项研究的结果,研究中孤独症儿童的父母被随机分成两组,一组进行标准的回合教学,另一组进行关键反应训练。父母经培训掌握了训练技术后,从多个角度比较这些家庭的情况。与回合教学组的父母相比,关键反应训练组的家庭显著地拥有更多的快乐、更少的压力、更多的亲子互动、更积极的沟通风格。

与此类似,在一项临床研究中,研究人员用5天的密集课程,培训孤独症儿童的家庭学习关键反应训练技术。培训之后做至少3个月的家庭录像,对录像的评估分析表明,所有的父母都能继续正确运用技术,所有儿童的功能性表达语言都增加了,与干预前相比,所有父母与孩子的互动也更为积极了(Symon, Koegel, 2002)。凯泽等人的研究表明,父母经过培训学会应用"强化情境教学法"(enhanced milieu teaching)①之后长达6个月的时间内,大多数孩子的社会沟通都有明显改善,同时,父母对该方法都表示高度满意(Kaiser, Hancock, Niefeld, 2000)。

有几位研究人员强调,父母学习特定的教学技术固然很重要(Harris, Wochik, Milch, 1982),但是学习一般原理似乎具有更长期的效果(Helm, Kozloff, 1986; Holmes et al., 1982; Moes, 1995; Schreibman et al., 1984)。下列与此相关的证据表明,把父母武装起来,让他们能够根据家庭的具体情况个别化运用行为学原理,这才是最让人期待的事。例如,在一项预备性研究中(Frea, Hepburn, 1999),两组父母掌握了学习评估和分析技能,随后自己设计干预方案,为孩子的问题行为寻找功能性替代行为(例如,让孩子说出"帮帮我"来替代攻击或自伤行为)。施蒂贝尔报告说,当父母掌握了一套解决问题的方案后,就知道在各种场合下如何分析环境并创造丰富的沟通机会,以自己认可的符合自家生活方式的办法,调动孩子的主动沟通能力(Stiebel, 1999)。默斯和弗里报告说(Moes, Frea, 2002),"充分利用家庭环境中的各种因素来制订个别化的行为干预方案,就能够在主要日常生活中实

---

① 原注:一种自然的语言干预方法,与关键反应训练相似。

现功能性沟通的家庭训练"（p.519），"评估和干预方案的制订过程中，充分考虑家庭环境的因素，就能够增加稳定性和持久性，减少孩子的问题行为"（p.519）。同样，马歇尔和米伦达也强调，比简单给出一份行为管理计划更重要的是，专业人员与父母的协作。在他们进行的个案研究中，父母与专业工作者一起合作制订行为干预计划，让父母双方都认可并感觉实用，这也为他们提供了练习机会，增强了他们运用分析和治疗技术的信心，从而帮助父母更好地面对未来的新问题（Marshall, Mirenda, 2002）。

与干预原理的培训相关的是心理教育学的培训，它能够帮助父母更好地理解 ASD。希尔德（Shield, 2001）描述了由英国孤独症学会开展的"早起鸟工程"（EarlyBird Programme），该项目已经取得了初步成果并仍在进行中。在传授沟通干预技术和行为管理专业技术之前，该项目先讲解 ASD 特征方面的信息。索夫龙诺夫等人（Sofronoff, Farbotko, 2002）介绍了一个心理教育学培训项目，其目的是要帮助父母理解自己阿斯伯格综合征孩子的想法，培训成效是孩子原有的行为问题减少了。这个心理教育学培训项目的内容还包括，阿斯伯格综合征的特征，运用脚本对话和社交故事（Social Story, Gray, 1998）的干预技术，这些技术能帮助孩子理解社会情境；培训内容还包括对问题行为以及焦虑情绪的理解，以及背后所隐藏的阿斯伯格综合征的特征。这个培训项目从某些角度上看对母亲要比对父亲更为有效，而且作者还观察到，研究中的几位父亲"表现出了某些阿斯伯格综合征的特质"（p.281），并因而有可能降低了口语讲课的效果，因此作者建议，如果使用基于视觉或体验的培训方式，会对这些父亲更有效果。

为父母提供多方位支持项目

面向父母的培训工作近年来在更广泛的领域得到了扩展，已经不仅仅是传授标准的行为原理和技术了，在曾经开展的工作中，研究人员在传授技术的同时，还会给予父母更多的支持（Howlin, Rutter, 1987）。例如，哈里斯（Harris, 1984a, 1984b）一直建议医生应该在关注行为管理的干预技术的同时，也应该关注家庭成员和整个家庭系统的情感健康问题，这样才能制订出有效的个别化干预计划。科纳坦瑞斯（Konatanreas, 1990）总结了一套服务于家庭成员的综合心理教育方法，帮助家人应对那些悲伤情绪，解决他们的心理需要，并提供有关孩子发展和管理方面的实用意见。惠特克（Whitaker,

2002）报告说，很多孤独症儿童的父母都希望在孩子发展中的其他方面能够获得帮助，而不仅仅是关于孤独症的帮助。

施塔默等人（Stahmer, Gist, 2001）的研究证明了多方位父母培训项目很有价值。在该研究中，一组孤独症儿童的父母只接受个别化的干预技术培训，而另外一组在接受这样培训的同时，还参加了一个父母教育支持团体。结果明显地表明，技术培训对于儿童的进步很重要，而父母支持团体非常有助于那些干预技术的学习与掌握。比齐卡等人（Bitsika, Sharpley, 1999, 2000）发现，很多孤独症儿童的母亲认为，在多方位支持项目中最有价值的部分是她们学会了一些行为压力管理技术（例如，深呼吸、慢慢地肌肉放松和生物反馈）。惠特克（Whitaker, 2002）在对多方位支持项目中低龄 ASD 儿童的父母进行访谈时发现，用于孩子的实用技术知识（例如，ASD 的知识以及对孩子的管理和教学策略），与用于父母自己的情绪支持，同样都得到了高度评价。

父母培训的其他问题

有一些研究发现，孤独症儿童的父母中也有一部分人未能从父母培训项目中获益（Symon, 2001）。赫尔姆等人的研究表明，"大约三分之一的家庭在这样项目的帮助下成长起来，三分之一的家庭只从中获得有限的帮助，还有三分之一的家庭却没有因培训而发生所期望的变化"（Helm, Kozloff, 1966, p.16-17）。同样，普利尼斯等人（Plienis, Robbins, Dunlap, 1988）也报道："我们清楚地观察到了各个家庭对培训的各种反应，有些家庭反响很积极，而另一些家庭却反响平淡（缺少成功的反应）。大型父母培训项目的反馈数据往往很大，这有可能会掩盖广泛的个体差异或某些特殊情况。"惠特克认为，在孩子刚被诊断后不久就进行培训的话，一些父母在情感上尚未准备好这种学习和实践。他还报告，在选择不参加父母培训课程的家庭中，"家庭经济收入较少，或工作和就业不稳定，通常还养育着另一个婴幼儿，这样的家庭在日常生活的安排上通常都存在困难"（Whitaker, 2002, p.418）。

总结

有关孤独症儿童父母的现代临床和研究的文献支持下面的结论：

- 与普通父母相比，孤独症儿童的父母要面对更多的困难和压力，有更多的抑郁和焦虑，而且其中有些父母自身也带有与 ASD 相关的个性特征。

- 给予孤独症父母社会性、情感上的支持以及实用性技术的帮助，能够减轻父母承受的压力。不存在对所有家长都普遍适用的方法。有些人需要的是明确的书面知识以及手把手的实践辅导，而非仅仅在口头上讨论孩子的问题。
- 父母很看重实用性的知识与指导，那能帮助他们加深对 ASD 孩子的理解，帮他们学习特殊教育技术，能够帮助他们将学到的基本理论应用到新技术、新环境中。

TEACCH 的家庭工作

根据研究文献，TEACCH 项目的家庭工作从专业干预的各个关键环节入手，在一些重要方面向父母提供有益的帮助，尤其是：

- 帮助父母理解 ASD 的特性；
- 提供特殊教育的技术和基本方法，帮助孩子的发展能力，帮助父母管理行为；
- 帮助每个家庭制订个别化干预方案并提供实施指导；
- 引导父母参加专业人员和孤独症家长组成的社交圈，在那里，理解并尊重 ASD 的人们聚在一起，相互给予友善的支持。（Marcus, 1977）

价值

为孤独症儿童父母提供的这些服务，正反映了 TEACCH 的核心价值——尊重。

- TEACCH 尊重父母对自己孩子的认识，深知尽管专家有着广博的特殊儿童知识，但是父母比其他任何人都更加熟悉自己的孩子；也深知在临床诊所里专业人员做出的观察很有限，需要父母的补充，父母对自己的孩子通常总是有着大量而全面的观察。

- TEACCH 尊重每个家庭的特性，深知家庭所考虑的问题才是全部干预工作的规划依据，并且，以家庭能够接受的节奏展开工作（尽管这意味着在有限的资源下，面对家庭各项繁多的要求，我们不得不需要对预先安排的时间表做出调整）。孤独症儿童的父母无论具有怎样的背景、个性、需求和能力，最终都能够在尊重家庭个性这个框架之下得以包容。

- TEACCH 尊重父母对自己孩子的爱，他们是最具热情、最为辛劳的养育者和维权者，一个专业人员可以转换职业或者方向，而这些父母却永远是孤独症儿童的父母，将会长期坚持下去。

- TEACCH 尊重父母在重压之下努力寻求最佳解决方案时表现出来的坚韧毅力。

- TEACCH 尊重父母多方面的贡献，如争取相关法规的制定、新服务的创建以及无偿为其他家庭提供帮助和支持。

- TEACCH 尊重父母的各种需求，如准确的知识信息、情绪上的帮助、综合性的服务以及专业的技术指导。

服务组织

多年来，TEACCH 项目不断壮大，扩展到各个地区。在北卡罗来纳州已开设 9 个 TEACCH 中心，每个地区都有各自的地区特色，各地区 TEACCH 中心里的专业人员也都有着自己的独特观点和技术。与早期 TEACCH 只有 3~5 个中心的时候相比，如今 TEACCH 的特色临床活动更加丰富了（Schopler, Mesibov, Shigley, Bashford, 1984），并且，各个中心针对孤独症儿童父母的工作都以前文所述的种种尊重之意为基础，以我们的核心价值为基础（参见第二章"TEACCH 的核心价值"）。

最初，可能是父母或专业人员、咨询人员等将儿童转送到 TEACCH 中心。如果父母需要寻求诊断评估，那么 TEACCH 会请求从他们那里获得先前的各种评估报告，并征求父母对自己孩子能力和需要的看法。我们会要求父母填写"描述书"，说明他们与孩子每天的日常生活，无论他们写多少内容都可以，这可以提供有价值的父母报告。对孩子做诊断性评估的时间里（通常需要一天的时间，当然可根据需要进行调整），我们会与父母就孩子的能力、行为和需要进行深入的交谈，也会邀请父母观看孩子的测试情况（如果儿童需要父母在场的话，家长可以参与测试过程），这样父母就会因为孩子的良好感觉而产生良好的感觉，并因此向 TEACCH 的专业人员提供积极的反馈信息，从而让我们完整地获得孩子能力和行为的整体情况。随后，TEACCH 将召开小组会，将所有的诊断信息汇总，并由临床主任（一名有博士学位的心理学家）和其他评估人员与父母见面，解答他们的问题，就诊断和建议提供相关的信息，在他们接受诊断结果的同时，给予他们帮助（参见第九章"向父母提供诊断信息"中讲解诊断的部分）。我们会把孩子的书面诊断报告交给父母，并按他们的要求转发给其他专家和机构。

近年来，到 TEACCH 中心的家庭中，有越来越多的父母已经在其他专家那里得到过孩子的 ASD 诊断。我们针对这类家庭制订了新的程序，他们不需要再排队等候诊断评估，而是直接进入治疗服务。这类服务原称"延伸诊断"，现在被细分为"教学环节"、"治疗环节"或者"父母培训环节"。

TEACCH 通常会有两名心理教育治疗师共同为一个家庭提供服务，其中一名治疗师的角色是"父母咨询师"，而另外一名是"儿童治疗师"（虽然他服务的对象可以是各个年龄段的 ASD 人士）。TEACCH 中心里的每个治疗师都具有双重角色。通常治疗服务的第一步是两名治疗师与父母会谈，听取需求，确定目标，临床主任有时也会一起参加。随后，针对教育目标和计划，通常会开始一个每周 6~8 小时的服务课程。课程也可以根据需要隔周安排一次，或根据具体情况来定。TEACCH 的诊断和治疗服务对北卡罗来纳州的居民免费。因为服务的需求很大，而 TEACCH 的资源有限，标准的治疗服务一般只限于 8 次服务课程，但是 TEACCH 会让孤独症儿童的父母相信，TEACCH 将一直陪伴着他们，为他们提供咨询，并应对他们的紧急需要。

有用的治疗策略

TEACCH 有多种多样的治疗服务形式。最近在 9 个 TEACCH 中心开展的调查总结了下列这些向父母提供的服务形式：

- 示范：治疗师与孩子一起工作，开展各类技能训练活动（例如，认知、视觉—运动、语言、独立游戏和自理能力）；父母进行实践练习，并获得治疗师的指导反馈。各个 TEACCH 中心都安装了单面镜和录音系统,以便父母观察孩子如何与治疗师开展活动;反过来,治疗师也能观察并指导父母与孩子的活动。

- 演示:在活动转换时,运用图片或文字的任务程序表。
- 向父母提供演示录像带,供他们回家观看并与其他家庭成员一起学习。
- 根据孩子的能力发展情况,书面拟订家庭干预计划。
- 讨论孤独症的种种特征(参见第三章"孤独症文化"),商讨结构化教学原理在家庭中的实践应用(参见第四章"结构化教学")。
- "制作并带回家"环节,父母和治疗师一起准备在家庭里使用的教学材料。
- 推荐读物和网站。
- 入户家访,加强家庭里物理环境结构化设置(参见第四章"结构化教学"),并在家庭环境里和孩子做活动,给父母做示范。
- 布置"家庭作业",并建立孩子在家情况的数据收集系统。
- 设置针对父母的单独服务环节,向他们提供帮助或引荐所需的其他相关服务。
- 提供家庭咨询服务,针对高功能孤独症/阿斯伯格综合征青少年和成人及他们的父母。
- 为父母举办专题培训班,例如结构化教学、社交故事(Gray, 1998)和高功能孤独症/阿斯伯格综合征;鼓励父母参与培训教师等专业人员的TEACCH师资培训课程。
- 促进父母支持团体的发展,包括已有的母亲团体组织、父亲团体组织、ASD成年人士的父母团体组织、带着低龄儿童一起开展社会性活动的父母团体。
- 在父母团体里举办专业性的报告。
- 学校的IEP教学会议以及其他学校机关的会议都鼓励父母的参与。

父母满意度

为了对TEACCH服务进行持续的项目评估,我们邀请之前1~2年内曾接受过 TEACCH 中心诊断或治疗服务的父母参与了一项调查，搜集对我们服务各个方面的反馈意见。一共有 58 位父母给出了反馈，评分等级从 1（非常不满意）到 5（十分满意），调查项目的平均得分如下：

		平均得分
评估	准确而全面地讲解了TEACCH评估的结果	4.91
	父母对孩子的疑问和担忧进行过明确的讨论	4.90
	对TEACCH评估的总体满意程度	4.85
治疗部分	治疗过程中重点关注了诊断评估时父母认为的需要最优先考虑的问题	4.85
	在家庭或其他场所中，父母发现应用所掌握的干预策略能够有所帮助	4.83
	对TEACCH个别化的家庭治疗服务的整体满意程度	4.85

本章小结

在 TEACCH 项目三十多年的实践中，理解孤独症文化、个别化的评估和治疗、尊重父母的理念成为我们的基础原则（Marcus, Kunce, Schopler, 1997）。我们根据每个家庭的需要、优势、资源、困难和习惯，为他们提供相应的服务。与研究的结果相一致，我们发现，以灵活、多样的方式分享 TEACCH 在孤独症领域的专业知识和技术，既能达到好的成效，又能得到家长的认同。

第九章　向父母提供诊断信息

简介

孤独症谱系家庭的父母一旦知道了自己孩子所存在的发育障碍和特殊需要，就会去寻找服务资源，会与其他家长建立联系，相互支持帮助。这些父母能结盟在一起，去争取更多、更好的社会服务，推动治疗和预防的研究。然而，大多数 ASD 孩子的父母，在最初得知自己孩子存在严重的发育障碍时都会极度痛苦。"孤独症"和"智力落后"等可怕的专业词汇成为他们面对的现实，这已经形同噩梦了，而接下来，专业人员的讲解介绍更让他们陷入恐惧、痛苦、悲伤、怀疑和愤怒之中。尽管专业的心理学、教育学、医学工作人员的职业目标不是为了引发这些父母的痛苦，而是想帮助他们，可是，当告知父母孩子存在发展性障碍的时候，总是会引发他们巨大的痛苦。因此，如何讲解孩子的发展评估结果，这个过程对专业人员和父母来说，都很不易（Abrams, Goodman, 1998; Lipton, Svarstad, 1977; Nissenbaum, Tollefson, Reese, 2002）。

但无论是否摊开来说，孩子的问题总是存在的；无论父母能否接受，孩子的特殊需要总是明摆着的。只要孩子的父母清楚了这些需要，知道如何给予帮助，那么他们就可以寻求教育技术、特殊治疗等各种干预，让未来更加美好。因此，为了孩子，必须说明存在的问题，必须面对这些问题。

研究文献

首次告知父母其孩子存在发育障碍，这个过程一般被称为"解释环节"或"告知交流"。相对于临床研究文献的庞大数量，这个告知过程的相关研究文献很少（Doernberg, 1982; Miller, 1979; Morgan, 1994; Shea, 1984, 1993）。

马西尼等人的研究，首次对当时在这个环节上的专业主流观点提出了质疑，他认为当得知自己的孩子被诊断为智力障碍时，父母就垮了，会不知所措，或拒绝这样的诊断，他们非常需要至少短期的心理治疗（Matheny, Vernick, 1969）。马西尼等人在《智力障碍儿童的父母：情绪崩溃还是信息缺乏》一文中描述了父母对孩子未来期望的翻天覆地的转变，他们会更加现实地改变自己的期望方向，会逐渐接受儿科医生的诊断，并与医生交流问题，而医生会对孩子做出评估，这些父母很大程度上会听从临床医生的建议。

有几项研究对不同方式的解释过程所产生的直接效果进行了分析，也同样得出了类似的明确结论。斯瓦塔斯等人（Svarstad, Lipton, 1977）在一个综合性儿童发展中心开展的研究中，比较了37份父母告知交流过程的录像资料和关于这些孩子评估的书面报告，他们为专业人员在口头告知父母诊断信息时的坦诚性和完整性进行量化打分。通过比较父母在告知交流的前后对孩子障碍的理解程度，研究发现，专业人员告知过程的坦诚度和完整度与父母的理解程度之间存在显著相关性。但他们也发现，在这些研究材料中，近半数的告知环节，告知的信息要么含糊，要么存在误导，要么存在遗漏；与之相关联的，这些父母对诊断的接受程度很低，这也就不奇怪了。

坎宁安等人（Cunningham, Morgan, McGucken, 1984）的研究比较了唐氏综合征幼儿的父母的满意程度，他们的孩子接受了当地的公立卫生服务。在向父母告知诊断信息的前后，各进行了一次满意度调查评分。其中有一项研究内容涉及了向父母们告知孩子诊断结果的全过程，包括：①在私人的场合进行；②父母双方都到场；③由一位儿科医生主讲；④孩子也在场；⑤有解答提问的时间；⑥不久后还会再次联系，给予专业的针对性计划；⑦确保父母在诊断之后的隐私权。在开始进行这个示范性研究项目之前，研究人员收集了很多典型的对告知过程的批评意见（比如，父母说自己在毫无准备的情况下，被毫无同情地告知诊断结果；告知的信息太少，缺乏解答问题的机会；被告知得太晚等）。但这个示范性研究项目里的家庭对告知过程不存在这样的批评。

布罗根等人（Brogan & Knussen, 2002）分析了父母对"解释环节"的整体满意度与对其他方面满意程度之间的关系。研究报告显示，父母的整体满意度与他们对信息质量的评价（包括他们所获得信息的数量及其专业水准，以及他们记住和理解这些信息的能力）有显著的正相关，整体满意度还与专业人员的态度显著相关（包括专业人员是否有同情心，有策略，直接而不绕弯子，有良好沟通等）。

也有一些相关研究从社会语言学的角度上对"解释环节"进行了分析（Abrams & Goodman, 1998; Bartolo, 2002; Gill & Maynard, 1995），给出了一些特征性的过程模式，向父母解释评估结果的步骤可以包括：先征求父母的观点，然后把诊断信息与父母的那些观点联系在一起（"观点展示过程"），以渐进的方式一点一点地提供诊断信息，以便让父母能自己得出结论（"非完整性推导过程"），交流中使用委婉而迂回的说法（例如"慢""落后""一类""我认为"等）。

此外，阿布拉姆斯等人（Abrams, Goodman, 1998）在研究中使用"谈判"一词，用来描述解释环节里专业人员与父母的某些沟通过程。"谈判"意指交流中根据对方的说辞做出相应的反应，从而调整自己最初的观点和说辞，或加以确认，或做出改变。该研究特别指出，"谈判"中需要谈及诊断的病名、对孩子未来发展情况乐观或悲观的估计。研究显示，父母倾向于对诊断的病名提出问题，而这往往会使专业人员做出某些退让，甚至调整病名（有时是为了降低诊断的严重程度，有时是为了提高诊断的明确程度，这是因为专业人员很少会上来就直截了当贴出明确的标签）。这项研究发现，专业人员不愿意贴出明确的标签，但这会引发一些问题，"专业人员习惯于模棱两可地解释诊断信息，这会令父母为维护自己的期望值而与其争辩起来"（p.91）。该研究还发现，实践证据支持专业人员使用明确的标签，反对委婉的说辞。如果经过了 10 分钟的解释环节，结束时父母仍未得到精神障碍的病名，那他们必然会提出更多的问题，这表明他们的困惑反而增加了。从沟通的角度上看，研究人员发现，专业人员做出的解释，目的往往是为了平衡父母过于悲观或过于乐观的观点表述。对于这种类型的"谈判"，该研究认为倒是有益的，"平衡悲观/乐观情绪的谈判有两个作用：能够将关于诊断和预后的交流向前推进，还能让父母维持一定水平的心理承受力"（p.96）。

研究人员收集了父母在解释环节中的各种体验，归纳出了几种常见的情况。第一，父母想获得明确的信息和直接的答案（Midence, O'Neillm, 1999; Quine, Pahl, 1987; Slooer, Turner, 1993）。第二，如果专业人员怀有同情，并且理解父母的感受及反应的话，父母对解释环节的感觉就会舒服些（Quine, Rutter, 1994）。第三，父母想尽可能早并且尽可能多地了解情况（Quine, Pahl, 1986）。第四，父母需要有提问的机会，需要重复听到诊断结果，多次解释对父母是重要的（Quine, Pahlm, 1986; Sloper, Turner, 1993）。

尼森鲍姆等人（Nissenbaum et al., 2002）通过对父母和有经验的专业人员进行的访谈研究，给出了如下的建议："①要更多地了解孤独症；②要创设对 ASD 人士家庭友善的环境气氛；③充分理解家庭的需要；④运用良好的沟通技巧；⑤提供有用的资源和干预方法；⑥提供跟踪随访；⑦对孩子的进展情况进行讨论；⑧给家长以希望；⑨对于给出诊断这件事，专业人员不应带有诸如紧张、悲伤、自我质疑以及生理上的不适反应。"（p.37）

总之，研究以及临床文献表明，在告知诊断信息的时候既要坦率，又要富有同情心；既要真实，又要给未来以希望；既要全面、快速且实用，又要有解答问题、讨论问题的流程。这样做很重要。对于专业人员来说，虽然向父母告知诊断信息的过程会有压力，但从根本上讲，这个过程对父母和孩子是一项善举。

与父母分享诊断信息

概述

在 TEACCH 项目中，向父母讲解诊断信息的环节，遵循了上述文献所归纳的那些策略。TEACCH 地区中心的临床主任会负责与父母进行沟通。主任是拥有博士学位的临床心理学专家，熟悉 ASD 的专业知识，擅长与儿童家长进行富有同情心的谈话。通常都会在儿童接受评估的当天安排这个解释环节，而且只要家长需要，可以尽量延长这个环节。与家长的沟通过程中，会有讲解、举例、提问、讨论、情绪反馈等时段，会明确地给出诊断的病名并加以解释，同时会以书面形式向父母提供孩子的评估报告和个别化建议。TEACCH 中心还会向父母免费提供实用的文字资源和手册，提供相关书籍供父母借阅。

总体目的和技术

专业人员对孤独症障碍或其他发育障碍的诊断讲解环节，绝非只是一个不带感情的信息交换过程。父母对自己孩子天然有着最多的关爱和同情，他们的感受理当得到理解与尊重。讲解环节的第一个目的，就是向父母提供有关孩子准确且易懂的信息，而当父母听取了这些诊断信息并做出反应时，要在情感上给予他们支持，这也是讲解环节的第二个重要目的，让父母的情感在这个过程中自然宣泄出来（下文将讨论如何使用具体技术引导并帮助父母表达这些情绪）。沟通信息的第三个目标是为父母下一步的行动提供具体的指导方案，例如，确定回访时间、留下专业人员或机构的电话号码、提供参考书籍和资料、告知实用的网络资源等。

要完成这些目标，专业人员必须通盘考虑自己该说什么、怎样说。这并不是说要照本宣科，而应该是主动参与其中的、真诚的、个性化的对话。如果专业人员能够有意识地考虑沟通流程、沟通的环境布置以及自己能为父母提供的资源，那他们就能够最大限度地为这些父母提供帮助。

讲解的流程

解释诊断的过程也是为父母提供信息的一种交流方式。专业人员应该把握住的原则是，在坦诚与同情之间找到平衡点（来自 Shigley 与我的私人通讯，1996）。只有坦诚与同情同时展现，才能对 ASD 家庭产生最为有力的影响和帮助；如果二者分离，要么会过于冷酷，要么会过于庸俗。

一些细微的举动在讲解诊断的过程中作用非常大。我们临床小组的很多成员，在孩子的评估过程中都曾与父母会过面。在讲解诊断信息的开始阶段，再次向父母介绍所有小组专业参与者，是个值得推崇的方法。专业人员常会用记录纸来帮助自己，上面重点记录了诊断信息和建议，这样可以确保能向父母讲解到所有要点（记录纸上记有孩子的姓名、年龄，专业人员在解释诊断的过程中也存在精神压力，这些记录信息能给予他们提示）。讲解的要点之一是：专业人员必须缓缓地讲述，因为他们所做的讲解，在专业知识上会很复杂、不易理解，而在情感上，会让父母反应激烈、不易承受。所有父母，即便是高学历的，也需要时间来整理自己听到的内容。尽管对某些家庭的讲解可以使用复杂的句子和高深的词汇，但是，此时的语速也应该尽量放缓，这种讲解与专业人员间的会谈或私人交谈不同。此外，对大多数家庭来说，有必要使用简明的词语来代替那些专业术语。

专业人员应该以坦诚而富有同情心的语气来讨论，针对父母的情绪表现做出相应的反应。一定要留意父母面部表情的变化，以确定他们焦虑的情绪表现。例如，如果父母开始哭泣，专业人员很有必要做出这样的评论，例如，"遇到这种事肯定会非常难过"或者"我知道这会让你们感到痛苦"。如果父母看上去不肯认同讨论的内容，那么专业人员应该主动开始谈论这个话题，例如，"这是不是与你们想的不一样？"或者"你们是不是认为我们说错了?"如果父母看上去对讨论内容有困惑,那么多做一些讲解会很有帮助,例如,"也许我没说清楚,让我再说一次吧!"这会鼓励父母提问,让他们获得更全面的讲解。

偶尔,父母会强烈地表示不认同诊断结果和病名,会表现出要么生气,要么防卫的姿态。在这种情况下,只讨论或者辩论评估的准确与否是没有帮助的。通常更有益的做法是从父母的角度思考,尊重他们的观点,或许可以这样说:"我理解你说的,我希望你是对的。但是,从我们的经验看⋯⋯(这种发展模式的儿童一般都会落后;这个年龄的孩子如果在这三个领域存在这些症状,就会被定为孤独症谱系障碍,这些孩子在成年后仍要有特殊的需要;等等)。我们希望能做任何可以帮助孩子的事,我们会帮他尽可能取得更大的成就。"

有些父母的常见反应是立刻被诊断信息给击垮了。他们通常表现为大脑一片空白,无法集中注意力说话,几乎无法进行目光交流。在这种情况下,最好的方法是专业人员暂停对话。此时此刻,父母显然已经无法处理交谈的信息,只沉浸在自己内心的思绪和感受中。这是听到悲伤消息时很常见的反应。在讲解诊断的这个时刻,能给予的更有支持性作用的就是沉默,而非专业人员再说点儿什么话。此时的沉默通常会更有帮助作用,继续讲解评估结果或给出建议是无济于事的。专业人员可以说,"我暂停一会儿,你可以思考一下",然后静坐在一旁,这样看起来既不显得局促,又表现出耐心。要允许父母哭泣,整理思绪,或调整他们自己起伏的情绪。几分钟后,如果父母不再进行对话(这种情况很少见),那么专业人员可以说些支持与关心的话。不论此时主导父母情绪的是什么,都可以用温和的询问来试探,比如,"你在担心他的将来会如何吗?""我知道这令你非常悲伤。""你在考虑如何跟家里其他人谈论此事吧?""你看起来很生气,想这种事怎么会发生在自己头上。"有些工作人员,尤其那些缺乏精神卫生工作背景的人,会不适应或者不能理解父母此时的情感宣泄;还有些工作人员,把握不好该如何应对退缩或不善表达的父母。对这两种情况,运用沉默,再加上温柔的试探,比起继续去讲解诊断内容能更好地帮助到对方。

尽管在讲解诊断的过程中需要对父母表现出应有的尊重和同情,但是这并不意味着,讲解全程都只能是严肃而阴郁的。就算是孤独症谱系障碍的孩子,或者是其他发育障碍的孩子,他们首先也是孩子,都能给家庭带来快乐、温暖和笑声。重要的是，要谈论孩子的强项，谈论他的迷人之处和独特的个性。此外，在讲解诊断的过程中，可以机智而审慎地运用幽默。只要在当时的情况下，幽默对讨论的双方来说都很自然，那么就可以接受。

讲解中的环境因素

讲解诊断信息的场所也很重要，不要随随便便地找个地方，应避免在候诊区、大教室之类的公共场所。讲解诊断应该在私密场所进行，有适合成年人坐的椅子，让双方能舒适地彼此相望，聆听彼此的谈话。家庭成员可以让他们自行考虑是否要坐在一起，因为这样可以相互有支持，但在某些家庭中，这也可能会给他们带来额外的压力。房间内应该备好面巾纸，方便家长取用。当被告知孩子的发育障碍时，父母往往会不停地哭泣。这很正常，应支持他们，包容他们。很多细节处理得当就能让这些父母的感觉好一些，例如，房间不宜过冷或过热，因为极端的温度会增加他们的压力。此外，父母不要饿着肚子参加，同时最好在讲解前上过卫生间，因为这些都会让讲解诊断的过程更舒服、更有益。注重这类细节，可以让讲解环境更有效力，令父母感觉温暖和有爱心，而不至于留下冷漠无情的印象。既然将要讨论的内容会令人很难过，那就更有理由把讲解环境布置得尽量温馨些。

如有可能，在一起生活的父母双方应该都到场。不然，现场的一方会缺少配偶的支持，而且回家后还需要向配偶再一次解释这种复杂而痛苦的诊断信息。有时，专业人员甚至有必要提前制订计划，调整日程安排，以便将夫妻二人都邀请到场。这虽然不是总能实现，但既然提倡以家庭为核心的关爱理念，那么夫妻双方都到场才是最好的做法。如果遇到家庭离异的情况，某些父母不愿意另一方在场，那应该对此表示尊重，但工作人员在脑中需要明确考虑的是：按照北卡罗来纳州的法律规定，父母双方享有同等的知情权利，尤其是涉及未成年孩子的信息时，更要求如此；即便其中一方在监狱里，也应安排时间进行单独的讲解。对于专业人员来说，要避免公事公办地安排标准的交流时间而导致父母中的一方无法到场，那样的话，也无助于全面了解儿童的家庭情况。讲解过程中还应该按照父母的意愿，允许其他人员到场出席，例如儿童的祖父母，以及来自其他机构的工作人员。

讲解过程不应该召集大量的专业人员到场，因为那往往会干扰交流过程中的情感支持。例如，在某个综合性的临床医院里，四个以上的专业人员一起出现在一次讲解过程中，他们各自陈述自己的评估结果，这往往令父母备感压力，而且会谈讨论的重心也从原本对孩子特殊需求的整体支持，演变为关于技术和专业的讨论。专业人员与家庭成员之间的比例一般不超过 3∶2 或者 2∶1。在 TEACCH 中心，通常由临床主任（一位临床心理专家）来主讲，同时还有一到两名其他成员参加，在诊断当天，他们大部分时间都会与这个家庭一起度过。

讲解的内容

除非有下文谈到的一些特殊情况，我们通常建议讲解的内容应谈及儿童障碍的名称、病症特点和严重程度。此外，还应该谈及病因和未来的病程发展。需要向父母专门解释那些有关儿童发展的专业术语，以及书面材料中用到的术语，而且应该用简单易懂的方式来解释这些专业术语。关于障碍的严重程度可以按照谱系跨度范围的观念从低到高地表述为：边缘的或者轻微的临床表现类型、轻度的、中度的，再到严重的／显著的／非常严重的。虽然靠后的几种程度很难说出口，家长也很难听进去，但是专业人员必须遵守的准则之一就是坦诚而无隐瞒。孤独症障碍的病因虽然尚属未知，可父母通常都会想要知道，并因此存在担心，所以专业人员要有准备来讨论已有的相关知识，以及未知的部分。如果家长非常需要，或者焦虑甚至恐惧地担忧某些方面会受此影响，那就要告诉他们如何去寻找更多病因学的信息。专业人员还应敏锐地察觉父母对孩子未来发展的忧虑，对此，如果专业人员能找到关于未来前景的一些研究资料的话（尤其是那些鼓舞人心的研究），那就应该考虑在报告中写入这方面的信息，并据此详细地回答父母这方面的问题。

讲解环节的个别化

虽然在大多数的讲解环节中，上面那些内容都会被谈到，但是对于每个家庭来说，还需要在以下三个方面进行充分的交流，以确保讲解环节的个别化。

家庭最关注的事

首先应该考虑的就是家庭所提出的疑问或他们的关注重点，这样才好确定讲解环节中应该解释哪些内容以及按怎样的顺序来讲解。因此，在诊断环节中应该探寻家长的疑问和关注重点，必须将这作为诊断过程的一个组成部分，以便为解释环节制订出相应的计划，准备相应的资料。例如，如果家庭最关注的是孩子的某个特殊行为，或者要做出某项特殊决定，或者求助以获得某项特殊服务，那么，在讲解过程中就必须对这些关注做出回应，即便这样会拖延其他方面的说明讲解。

家庭所专注的问题很大程度受孩子年龄的影响（例如，对于学龄前儿童，关注的问题多是如厕训练、睡眠问题或者发脾气，而对青少年，关注的问题多是性、职业培训或者交友挫折等）。与父母交流的内容应该与他们当前关注的问题紧密联系起来，而不能只是套用标准化的情况介绍和建议。

要分清家长最关注的疑问是诊断方面的还是治疗方面的，据此，讲解环节中侧重点应该有所不同。如果父母事先已强烈预感到了诊断会是孤独症谱系障碍或智力障碍，或者如果家长只是将本次评估看作一次补充性的诊断，那么在回应家长的疑问时，侧重点就不该是关于评测和诊断的推理细节，而应该放在对今后安排的具体建议上。相反，如果家长对孤独症谱系障碍或者智力障碍的知识了解得很少，那么讲解时应该把更多的时间用在对孤独症障碍本质的解释上。

在准备讲解内容时，还需要认真考虑的是，父母更为关注的重点是家庭生活中出现的问题，还是在校时的问题，或者两者都很关注。专业人员感到最难处理的是家长关注的重点是那些在学校、幼儿园或日间课程班上出现的问题，因为专业人员对那些校园情况缺乏足够的信息和联系方式。如果尚未掌握那里的情况，就很难向家长提供良好的建议。此外，如果家长并未要求，那贸然提供建议也是不明智的。因此，专业人员想要在涉及学校、幼儿园等集体环境相关问题上帮助家长，就需要建立长期的跟踪联系。

诊断

把握好讲解内容的第二个影响因素是孩子的发育状况和诊断。孤独症谱系障碍和智力障碍是否明确存在，或者被明确排除，或者尚存疑问，这些有关孩子的不同诊断状况，会让讲解环节的内容和情绪基调完全不同。

有些孩子因被怀疑有孤独症而被推荐来做评估，可实际上却没有此种障碍。他们可能有其他明显的发育问题或情绪问题，但是至少能够排除孤独症障碍。在这些情况下，一般应该先讨论孤独症谱系障碍的问题，然后再谈论发现的其他问题和建议。这样的顺序能够缓解父母的恐惧，使他们能在余下的讲解时间里以更轻松的状态交流。

孤独症谱系障碍的诊断讲解，可以从症状学上的三个发育领域的临床描述来展开，同时应该用孩子在评估中表现出来的行为，或者用父母描述的孩子在家时的行为作为例子。例如，"在沟通领域，我们观察到杰夫虽然能复述很多事，不过那些都是先前说给他听的。他很难听从口语指令，尤其是不太熟悉的指令，如'站起来，跳一跳'，他也很难使用语言直接索要物品，而且不能真正地回答提问，也不能开展对话。我们还观察到，你也曾这样告诉过我们，杰夫存在社交上的问题，就像今天这样，别人和他一起玩的时候，他毫无兴趣去吸引别人的注意力。另外，你还曾说过，他在外从不会去找邻居或校内的其他伙伴玩。最后，我们还看出杰夫实际上有一些异常的玩耍兴趣和行为。比如，他喜欢撕纸，然后注视纸片的散落。你也说他在家时也是这种玩法。他对屋内的许多玩具都没有兴趣，只痴迷于那些能够旋转的东西。他还经常以怪异的方式高举双手，并望着自己的手。杰夫在沟通、社会技能和兴趣这三个发育领域中，包括玩耍方式的怪异，都呈现出孤独症的表现症状。因此，我们认为，孤独症的诊断确实适用于杰夫。"

不论孩子是否被诊断为孤独症，评估时都可能被鉴别出智力障碍。这个诊断通常更令父母感到难过而无法接受。因而，有些专业人士反对做智力障碍的诊断，不赞同与家长谈论这样的诊断。但是，智力障碍是现实存在的，从儿童发育的一些关键表现会很容易鉴别出来。如果孩子存在智力障碍，那么父母有权利知道。所以，专业人员有义务告知他们。

在某些情况下，专业人员恰当的做法是避免使用"智力障碍"这个术语。这些情况包括：①年龄很小的孩子（小于3岁），他们显然仍具有一定的发展潜力，因此，发育迟缓概念下的某次评估得分并不能反映出孩子的发展潜力；②孩子的发育史存在某些因素导致不宜用当前的发育状况来预测他的未来发育（例如，曾有长期的住院史或者禁闭经历，或者早期语言学习环境的变化）；③心理脆弱的父母；④父母本身存在智力障碍，该术语不一定能给他们提供有益的信息；⑤专业人员仔细考虑到存在着其他临床因素或社会因素，决定暂不提及智力障碍的说法。

如果仅仅因为下面的这两种原因而不谈论智力障碍诊断是不对的：①由于父母悲伤或生气等的情绪表现令专业人员感到难过；②陷于某种常见的自

欺困境，例如，"如果不给这问题定个名称，那么它就不存在"，或者"如果我们变个名称，那我们也就能改变它的性质或严重程度"。正如前文所讨论的，父母得知严重发育障碍的冲击性信息时，流露出悲伤恐惧的情感是一种常见反应。这种情感理应被允许和接受，而不是被避免。诸如"发育迟缓"和"广泛性发育障碍"这些术语，虽然有时可能对那些年幼的孩子和非典型症状的孩子最为适合，但是，这些术语却也常常被不恰当地用来代替"智力障碍"和"孤独症障碍"的说法。如前文所述，既然问题存在，却不让父母对此有明确的了解，那么他们就更无从帮助自己的孩子。

家庭因素

家庭成员的智力和教育水平也将影响到讲解诊断信息时的内容安排。获悉这类因素后，在提供相关信息的种类和数量上，应该据此做到个别化。如果家长的智力和教育水平较低（这二者并不总是相关），那么在开始时应该提供较少的信息。当然，要鼓励家长提问并给予解答，这样，一旦专业人员对家长的智力和知识水平判断有误的话，就还有机会重新决定讲解内容的数量和方向。

还要考虑的因素是家庭成员的心理状态。如果家庭成员的心理状态不稳定，专业人员就应该提供压力较小的信息，同时，在讲解过程中安排其他的支持加入进来。例如，面对患有未治愈的双相障碍或抑郁症的父母，或者是曾经有过暴力记录的父母，或者存在严重的药物滥用的父母，在开始交流诊断信息之前就必须谨慎地考虑好如何告诉他们，以及告诉他们多少。

本章小结

TEACCH 项目在道德上恪守了职业规范，做法上遵循了家庭伦常，学术上也与相关研究所报道的成功实践保持一致。TEACCH 以同情且谨慎的方式，就孩子的问题向他们的父母提供真实完整且实用的信息。我们的目标基点是，让父母与专业人员双方建立起伙伴关系，共同努力；同时，我们将最大限度地帮助父母理解自己的孩子，帮助他们为孩子做出最有益的计划和决定。

第十章　学龄前教育

简介

儿童学龄前的几年将为其后的学习与发展奠定必要的基础（Guralnick, 1998; Ramey, Ramey, 1998），而对于孤独症谱系障碍儿童来说，这几年尤为重要（Fenske, Zalenski, Krantz & McClannahan, 1985; Harris & Handelman, 2001）。能力的缺乏和刻板而重复的行为，会极大地阻碍 ASD 儿童的学习，也会阻碍他们参与家庭的生活和社区的活动。ASD 人士通常需要终身的帮助，而早期的干预服务是减少病症对 ASD 人士影响的重要环节。我们一直关注着儿童早期发育与孤独症方面的研究进展，近期的研究都突出地证明了对 ASD 幼儿的早期干预服务具有非常重要的作用。

首先，如今能够准确给出孤独症谱系障碍诊断的年龄已经越来越靠前了。有些研究人员称已能在 1 周岁之内鉴别出孤独症儿童的行为缺陷（Baranek, 1999; Maestro et al., 2002; Osterling, Dawson & Munson, 2002; Werner, Dawson, Osterling & Dinno, 2000）。虽然这些研究结果不是来自临床观察，而是通过对录像资料上的行为表现进行细致分析而得出，但是，在 1 周岁时，"唤其名字而没有反应"的行为缺陷极为普遍，即使在普通的临床接触中，比如去看医生时，也很容易被观察到（Rogers, 2001）。然而，需要注意的是，同样也有实证研究不断地给出证据说存在"迟发型"孤独症，而这种类型的儿童在 1 岁之内无法得到确认（Oeterling et al., 2002）。

低龄幼儿的早期筛查和诊断技术的进步，能让医生比以前更准确地鉴别出孤独症儿童（Lord & Risi, 2000）。罗杰斯在对一些研究文献进行总结后认为："临床医生在筛查孤独症时，必须警惕低幼年龄的孩子。他们虽然在一般游戏能力的发展水平上与普通低幼儿童相当，也能够玩那些操控型玩具和运动感知刺激型的玩具，但是他们很少甚至没有假扮类型的游戏。婴儿发展测试能发现他们存在相当严重的发育落后。虽然在运动能力的发育上他们近乎正常，但他们缺乏应该出现的口语、肢体语言以及社会能力，他们的非口语沟通能力低于相应年龄阶段的发育水平。"（Rogers, 2001, p.17）

一个多学科协作的专门小组（成员包括美国儿童和青少年精神病学研究院、美国神经学研究院、美国儿科学研究院、美国心理学协会以及美国国家卫生研究院，还包括了4个家长组织的代表）联合完成了一项范围广泛的文献调查，制订出了一份用于筛查和诊断ASD的指导纲要（Filipek et al., 1999）。纲要中列出这样一些"需要立即开展进一步评估的绝对性指征"：① 12个月时尚未咿呀学语；② 12个月时尚无肢体语言（指、摆手再见等）；③ 16个月时不能说单个的字词；④ 24个月时不能自发地说出2个字的词组（非仿说式的）；⑤在任何年龄出现了任何形式的语言退化（p.452）。纲要还详细列举了沟通技能、社会技能和非典型行为这三个发育领域的观察，提示一些应当被视作"孤独症的红色警示"的表现（p.452）。

儿童早期干预的重要性，还体现在新近的另一项研究进展上，那就是诊断有孤独症谱系障碍的幼儿数量在持续增长。近期的一些调查表明，ASD的发病率可能高达约万分之六十（Baird et al., 2000; Bertrand et al., 2001; Chakrabarti & Fombonne, 2001）[①]。丰博纳认为，根据这个统计，5岁以下的美国儿童中约有114 000名ASD儿童（Fombonne, 2003）。

此外，研究还表明，儿童的早期体验对各项发育都具有重要的影响作用，例如，对语言的发育（Chandler, Christie, Newson & Prevezer; Goldstein, 2002; Kaiser & Gray, 1993），对社会技能的发育（Hwang & Hughes, 2000; McConnell, 2002; Mundy & Crowson, 1997; Strain & Hoyson, 2000），以及对脑的发育（Bristol et al., 1996; Fischer & Rose, 1994）。

虽然目前已经明确，孤独症的症状是脑发育因素所导致的，但是它在病理学与行为学之间的确切关系尚未得到完整的解读。对于ASD儿童来说，目前最基本的治疗重点仍然是针对各个发育领域里（学业、生活自理、社交、游戏和沟通）各项技能的干预（NRC, 2001）。

学前服务的法律基础

早在1986年，美国国会就通过了99-457号公法《残障儿童教育法》（Education of Handicapped Children Act），该法案为各州提供了法律依据，让

[①] 译注：2014年，美国疾病控制中心颁布的数据显示ASD的发病率为1/59。2016年，这一数据为1/54。

3~5 岁的残障儿童同样有权利获得免费的、适合的公共教育，并于 1975 年开始了一个为 6~18 岁残障学生提供服务的政府项目——FAPE①项目。《残障儿童教育法》还倡导各州自主地为婴幼儿期的残障儿童（从出生至 2 岁）提供服务。虽然开始时有些州存在落后现象，但渐渐地各州都开始有选择地开展了一些特殊服务，确立了本州的实施时间表，规定了可接受服务的人群，组建了实施服务的机构，增加了相关经费。到 1992—1993 年时，全美各州及哥伦比亚特区都已经为 3~5 岁残障儿童（包括孤独症）提供了 FAPE 服务；从 1994 年起，全美各州也都开始对 2 岁前的残障儿童提供早期干预服务（Trohanis, 2002）。

服务提供模式

美国联邦政府的《特殊教育法》1997 年修正案规定，应向出生起至 2 岁的特殊儿童提供服务，"最大限度地适合儿童的需要，早期干预服务必须在自然的环境里进行，包括家庭和社区设施，以保障儿童能够无障碍地参与"。对于许多儿童来说，尤其是那些 2 岁前的儿童，这意味着他们可以在家里（或在幼儿园里）获得由公共基金支持的服务，他们可以在家得到早期干预专家的巡回指导。2 岁以上的残障婴幼儿可以通过早期干预专家的定期访问而获得服务，这样的定期服务可以在普通幼儿园进行，例如日托养护机构或当地的学前机构。

自然环境下的服务可一直持续到 3 岁以上（美国联邦法律的相关要求是"以最大的适合的服务力度，让残障儿童接受与非残障儿童同等的教育"）。除了在特殊场所提供的服务外，许多州还在公立学校中为 3 岁以上的残障儿童开设了专门针对学龄前阶段的特殊教育教室。

地方的公立学校，尤其在人少或偏远贫困的学区，通常没有那么多 ASD 学生，也没有充足的资源可供开设专门针对学龄前孤独症儿童的教室。因此，许多 ASD 学龄前儿童只能参加不分类别的特殊教育班，这种特殊教育班同时为智力障碍、视力和听力障碍、肢体障碍、言语/语言障碍以及有严重行为问题的学生提供服务。

然而，很多教育人士、临床医生以及研究人员都认识到，ASD 学生的学习模式非常独特，他们非常需要专门的、有针对性的技术和课程。对年

---

① 译注：FAPE 是 "free, appropriate public education" 的缩写，意指"免费的、适合的公共教育"。

幼的 ASD 学生采用普通儿童的早教方法，往往会因为他们迥然不同的学习模式而失败，而且通用的早教方法和特殊教育方法往往并不能有效地应对这个谱系中高低不同的能力，也很难应对他们的异常行为。好几所大学都参与开发了针对 ASD 儿童的学前教育项目，包括拉罗格斯大学（Rutgers University）、加州大学洛杉矶分校、纽约州立大学宾厄姆顿分校（State University of New York at Binghamton）、丹佛的科罗拉多大学（University of Colorado）、埃默里大学（Emory University）和北卡罗来纳大学教堂山分校。在《孤独症学生学前教育项目》（*Preschool Education Programs for Children with Autism*, Handelman & Harris, 2001）一书中，详细描述了各所大学研究开发出来的有针对性的教学项目。

争论与共识

有关 ASD 儿童的学龄前教育很容易引发争论，这不仅出现在心理学和教育学的研究文献里，也曾出现在法庭上。各类研究与各方学者长期以来一直在相互批评与反驳（e.g., Gresham & McMillan, 1997a, 1997b; Jordan, Jones & Murray, 1998; Lovaas, 2002; Shea, 2004; Smith & Lovaas, 1997），还有许多正在等候听证和法庭辩论的案件，这些都反映出家长与学校在关于"适当的教育服务"的理解上存在着分歧（NRC, 2001）。

然而，尽管对 ASD 和早期干预的认识存在着学术上的背景差异，并因此导致了技术和项目之间存在差异，但事实表明，不同方法间的相互融合或相互接受是总的趋势。首先，各方专家都谨慎地表示，应该反对教条地固执于某个标准化的技术；他们都认为每个儿童及其家庭有各自的学习模式与特征，因而也就需要与之相适应的治疗方法和技术，并因此获得最佳的效果。例如，美国国家卫生研究院的协作小组得出结论，"对某个 ASD 人士有显著效果的治疗，对其他 ASD 人士却可能毫无疗效"（Bristol et al., 1996, p.149）。赫夫林等人在一篇论文中提到，"对孤独症学生最有效的项目，是各种有过良好实践的不同方法综合在一起的项目"（Heflin & Simpson, 1998, p.207）。与之类似，近期美国四处举办的一个讲习培训班也主张，只有为孤独症学生选用折中的方法，才能组建出"站得住脚的项目"（Genaux and Maloney-Baird）。另外，史密斯等人（Smith & Antolovich, 2000）也发现，在他们调查的样本中（N=121），除了应用行为分析治疗之外，家长几乎都为自己的孩子另外安排了其他方法的干预，平均达到7种（范围从0种到15种）。

其次，前一段的几篇文献对孤独症的学龄前项目做了综述，探讨了各种有疗效的项目的诸多共性。例如，道森等人（Dawson & Osterling, 1997）回顾了8个比较有名气的ASD儿童的学前干预模式，它们是道格拉斯发展障碍中心（Douglass Developmental Disabilities Center）的模式、丹佛科罗拉多大学健康科学中心的项目（Health Sciences Center Program）、LEAP项目[学习体验——面向学龄前儿童及其父母的替代性干预项目（Learning Experiences...An Alternative Program for Preschool and Parents）]、梅氏研究所（May Institute）的模式、普林斯顿儿童发展研究所（Princeton Child Development Institute）的模式、埃默里大学的瓦尔登学前班教育项目（Walden Preschool）、加州大学洛杉矶分校的幼儿孤独症项目（Young Autism Project）、北卡罗来纳大学教堂山分校的TEACCH项目。作者得出的结论是，"所有这些项目都能够有效地推动学校为孤独症幼儿做出积极的安排，在发育进步上获得成效，让大部分学生获益"（p.314）。该文作者归纳出6个方面的因素，称其为"基本共有的观念和方法"，认为是这8种模式具有的共同特征，"尽管……它们在哲学理念和技术方法上有所不同"（p.308）。这6个因素是：①针对技能的教学（特别是对环境的观察、模仿、语言的理解运用、玩具的玩法和社会技能）；②密集的教学，续以系统性的泛化；③可预知的日常规程；④行为管理，强调对行为的前提和行为功能的理解；⑤所制订的计划的最终目标都是渐进地走向独立；⑥家庭的参与。

罗杰斯（Rogers, 1998）也分析了上面那些项目中的3个（Colorado-Denver, UCLA, TEACCH），比较了这3个学龄前服务模式的方法，它们看待ASD神经生理学障碍的各自观念。她指出，虽然模式不同，但这3个项目都强调了ASD的神经心理学上的差异，包括社会技能（被称为"主观能动性"，p.106）、模仿、执行功能、情绪、感觉和刺激问题、学习和发育的整体速度。进而她认为，"在有关学习理论的指导下，进行结构化、系统化的教学非常重要，具体方法包括：将任务分解为小步骤，单独地教每个步骤，以及对正确的表现给予强化。这3种模式对此都有非常清楚的认识并进行了实践，尽管它们表面上的用词可能不同"（p.110）。

与此类似，来自二十多个为幼儿孤独症提供服务的不同项目的专家们在一起进行了"多阶段建立共识"的研究,研究人员报告了这项研究的结果,各方专业人员在讨论过程中逐渐达成一致认识,认为有效的教育实践有6个方面的特征,另有3个方面的特征被有些专家但非全部专家认同(Hurth, Shaw, Izeman, Whaley & Rogers, 1999)。大家一致认同的原则是:①干预应该越早开始越好;②对不同的儿童和家庭应提供不同的服务;③教育内容应有计划性和系统性;④教育应该针对ASD的特殊性;⑤儿童应该在大部分时间里开展学习活动;⑥家庭应该参与,并且得到多方面的支持。另外非全体专家认同但有一部分专家达成一致的原则是:①物理环境应结构化,活动顺序应结构化;②干预实践应适合儿童发育水平,符合文化习俗;③应在自然场所中实施干预,并有普通儿童做伴。

最近,美国国家研究委员会召集了一个专家小组,再次对10种比较有名的ASD综合干预项目进行了总结,并归纳出了它们共同的相似要点。除了上文所列的那些干预项目之外,还有华盛顿大学的发展干预模式(Developmental Intervention Model)、南佛罗里达大学的个别化支持项目(Individualized Support Program)、加州大学圣芭芭拉分校的关键反应模式(Pivotal Response Model)[①]。在其他综述研究中总结出的这些项目的很多共同点,又一次得到了专家小组确认。专家组的报告还另外归纳了几条其他方面的共同点:①教师接受过大量关于孤独症的有针对性的培训;②对学生的进步情况做持续性的评估;③为技能的泛化以及未来教育环境的变化系统地制订计划。专家小组公正地指出,尽管这些不同模式的干预项目之间存在着哲学或者方法学上的显著界限,但是我们所面临的更大挑战不是填补它们之间的差异,而是如何"缩小在高质量的模范项目与大多数公立早期干预项目的现实状况之间存在的显著差距"(NRC, 2001, p.140)。

总结

总之,现有证据表明,在孩子年龄很小时就可以鉴别出孤独症谱系障碍,同时教育服务范围也在不断扩展,可以为不断扩大的ASD群体提供支持。尽管在专业人员和法律那里,对特定项目的某项内容仍存在着不断的争

---

① 编注:全面介绍该模式的《关键反应训练掌中宝》(*The PRT Pocket Guide: Pivotal Response Treatment for Autism Spectrum Disorders*)2014年由华夏出版社出版。

议，但是，大家逐渐认识到各种知名干预项目中的共同点，认识到孤独症教育在技术上采用折中组合的重要性。

TEACCH 的学龄前教育

对任何年龄段的 ASD 学生来说，TEACCH 的教育方法都不是程式化的课程计划，也不是成套的标准化材料。相反，它是一个多方位的教学方法，它要做的是理解 ASD 儿童，为他们提供所需的个别化支持，帮助他们学习技能并尽最大可能地独立生活。TEACCH 方法不但与其他孤独症干预项目衍生出的各种技术平行并存，而且针对各个年龄段学生的学习工作，不断地将其他好的技术融入 TEACCH 方法中来。这些技术包括：传统的行为矫正技术（例如，辅助、塑造、强化和错误代偿程序）和新行为主义的方法（例如，随机教学和功能性行为分析），以及其他各种针对不同发育年龄的有效实践。

如前文所述，在美国，儿童早期干预和学龄前特殊教育项目的法律和资金方面的事务由各州政府来负责，面向所有学区和相关行政管理部门。但在历史上，TEACCH 曾经设计并管理很多学龄前干预的示范班。下面就是一个例子，它可以展示 TEACCH 学龄前教育的概况。

结构化教学的学前班

基本情况

每个学前班有 5 名 3~5 岁的学生，他们都被诊断为 ASD，发育上的落后程度各不相同，ASD 的严重程度也各不相同。有一名主任教师和一名助理教师合作承担该班的教学。学生每天上课 4 个小时，每周上学 5 天，学前班按照北卡罗来纳州普通学校的校历（每年的 8 月起，至来年 5 月结束）规定开学与放假的时间。儿童在校的每一天，都会利用适合其发育能力的材料，开展结构化程度不同的活动。日常安排包括：直接的一对一教学、独立工作时间、小组活动、结构化游戏、自由游戏、大运动活动、点心和午餐。某些学生会与非孤独症伙伴一起参加小组或大组的活动，此外还有言语/语言治疗、作业治疗以及/或物理治疗。

学生每天的在校时间被分成每15分钟一节课，会频繁地参与各节课的结构化学习活动。每节课之间，学生在自由游戏区内会有短暂的休息。根据学生的各种因素，诸如维持注意力的能力、参与活动的能力和意愿，每个学生参与的各节课的活动会有所不同。例如，在同一个时段内，一个学生参加两节一对一教学课，而另一名学生则参加普通的集体教学活动，并且课程长度为两节。每个学生在不同活动中花费的课时数也不相同，一个学生每天有4~6节一对一的教学课，而另外一名学生只有1节，但参加2~3节小组活动。班级时间表张贴在墙上，让教师和助理能清楚地知道每名学生参与的活动安排，以及各节课上负责安排的老师。

课程

学前干预开始之前，TEACCH 会对孩子进行正规而系统的评估，并根据评估结果为每个学生制订出个别化的《学龄前课程手册》（*The Preschool Curriculum Guide*），参见下文。在整个学龄前教育过程中，会持续地对孩子进行评估，并据此调整《学龄前课程手册》内容，从而适应每个学生不断变化的发展需要。每个学期开始时，TEACCH 会给每个学生进行一系列的测试。正规的评估包括《心理教育量表（修订版）》（PEP-R）、《文兰适应行为量表（父母访谈）》（Vineland Adaptive Behavior Scales-Parent Interview），以及一项认知功能的测试，学生之间的该项测试内容也会各不相同。如果适合的话，评估过程还会有语言评估、感统治疗或物理治疗的评估。教师会利用评估所获得的资料，来确定每个学生在各个发展领域上的功能水平，逐步找到每个学生的强项、兴趣、发展需要以及学习模式，建立整体的课程目标。

课程手册有助于教师确定教学目标，手册内容分为8个功能领域：模仿、社会化和玩具游戏、语言与沟通、认知储备、适应性行为、精细运动/手眼协调、粗大运动、自理/日常生活技能。每个功能领域详细列举了一系列典型发育的学龄前儿童应会或者正在学习的技能，并包括某些较高水平的能力测试，以适合某些 ASD 学龄前儿童的独特强项和兴趣。学前班的教师使用课程手册，并运用儿童发育的通用知识、对特定的每个学生的特殊认识，还有来自父母的反馈信息，制订出最适合每个学生的课程。教师还会确保每个学生的课程具有广泛的内容，能够涵盖8个功能领域所有的代表性技能。

结构化教学技巧

TEACCH 结构化教学技术（参见第四章"结构化教学"）为学前班的教学提供坚实的基础。教室的环境具有高度的物理结构化（这是指在空间和教具的布置和管理上，建立了清晰可辨的学习区域）。普通学龄前儿童通常都能分辨自己所处的环境，能够领悟物品材料"组合在一起"而形成的相应概念（例如，玩具、桌子、盘子、衣服组合在一起，形成一个"家庭生活"的概念），但是，学龄前 ASD 儿童似乎更关注的是整体环境中独立的视觉细节和物理细节。在 TEACCH 教室，教师会利用自然边界，例如墙壁、地毯、隔板和家具来创立具体的且视觉上清晰可辨的学习区域。这样的物理环境能够让学生懂得某项活动与特定的清晰可见的区域有关联，这有助于他们对各个区域形成特定的预期。例如，学生知道一对一的区域意味着在那里他将与老师一起工作，他能预期老师将要带领并帮助他开展的新活动，而独立工作区域则是他要单独完成任务的地方，在那里他将开展自己已经掌握的活动而不需要老师的指导和帮助。

每个学生都有个别化的日常程序表，从视觉上给他形象化的帮助，让他对自己每天将要参加的各项活动以及活动顺序做出准确的预期。

教给学生能根据自己的任务/活动流程来完成各项活动。如本书第四章"结构化教学"所述，任务/活动流程是 TEACCH 的一项组织技术，能够从视觉上向学生形象地解答四个问题：我要去做什么任务（或参与什么活动）？我要做多少？我怎样知道自己的任务进行到哪就该结束了？我下一步将要做什么？TEACCH 会根据每个学生不同的学习模式、各自的强项和喜好，有区别地用适当方式向他们展示这些问题的答案。

有一种最基本的情形是这样的：孩子将要开展一项活动时，在孩子左边可以看得到的位置上，将活动需要的材料放在那里，还放有一个提示线索，告诉学生此项活动结束后将要做什么。教学生从左边位置上拿取任务材料，在他正前面的工作区内完成任务，然后将做好的任务放到他可以看得到的右边的位置上，或者放入一个容器中。反复进行这个过程，直到用完所有的活动材料。这样，整个活动就安排得非常清晰，学生就很容易明白要做什么任务、做多少，而且也会明白所有的任务材料全部从左边移至右边时，就意味着这项工作完成了，他还能够明白下一步该做什么，因为他左侧的桌面上还有一个提示符号（或者具体的实物材料）向他做出了说明。对能力较高的学生，可以使用配对形式或者文字的任务/活动流程，这也同样能向学生提供可以读懂的信息，只不过是用图片或文字的形式。

老师会在一对一的课程中教学生来理解这个任务/活动流程，会运用学生能够理解的各种教学技术，例如经典的行为主义干预技术所采用的示范、躯体辅助和口语提示（逐渐撤除，直到最后完全脱离辅助）、对学生的正确行为给予强化以及逆向行为链锁技术（注意：对许多 ASD 儿童来说，完成任务本身似乎就是非常有力的正强化）。如果学生通过一对一的课程掌握了这个系统，就可以让他在独立的任务时间里进行练习，然后逐步将这个流程用于学生每天都开展的各项活动中去。例如，在小组活动、生活自理任务和技能发展活动中，应用任务/活动流程的要素，为每个孩子创设这种结构化形式，从而帮助他在活动中理解"什么、多少、结束点以及下一步"。

此外，那些普通儿童所开展的普通学习活动，也可以在学前班的教室中通过结构化的安排开展起来，这样就能吸引孤独症儿童参与进去。例如，根据 ASD 儿童大多具有一定的视觉优势的特点，可以将视觉引导与口语引导结合在一起，或者用视觉引导代替口语指示。那些基于语言的活动也会带有很多视觉或操作的成分（需要拿、看、摇、摸、传、感觉的物品等），这些成分可以确保学生积极地参与活动。很多活动都会融入有其他技能的教学，比如分类和配对，这是 ASD 学龄前儿童比较有内在动机愿意去尝试和完成的项目。例如，在开展一项辨别物品的语言类活动时，这些物品可以划归不同的类别，老师可以将实物或物品的图片交给学生，让他去配对或者分类（比如，将玩具放在玩具柜上，或者将动物放在玩具农场里）。

通常，由于教室特有的属性，在这里开展的学习活动，对于一个大的任务，更多的是任务当中"如何做……"的技能部分，而"什么是……"的技能部分的教学活动会相对少。视觉结构化的教学活动的基础是建立在低幼 ASD 学生的强项和兴趣上的，其目的是帮助学生集中注意力去学习那些普通学龄前儿童应有的技能。

尽管在环境布置上采用了视觉结构化、结构化的物理设施、任务时间表以及个别化的干预计划等技术，TEACCH 学前班教室也仍然是一个充满快乐、笑声、温暖、社会互动和随机教学的地方。尤其是在自由游戏区的活动时间里，教师会观察学生的表现，跟随孩子的意愿玩玩具，进行社交互动，开展模仿性的游戏，扩展游戏，有现场意义地说出物品和活动的名称。点心时段和午餐时段也同样是重要的干预时间，接受性语言和表达性语言都能得到练习，有助于沟通的发展。

父母的参与

父母参与的价值巨大，它是 TEACCH 学前教育中积极寻求的目标。从孩子参加项目的起始阶段，父母就被当作教师的合作伙伴。父母会接受半结构化的访谈，填写《文兰适应行为量表》，并就孤独症对自己的孩子有哪些影响向教师提供自己的理解和认识。教师会每一天与每一个家庭进行沟通，会用联系簿，或者在家长接送孩子时当面交流。这样就能在各个场合和时间内对学生的进步情况做出观察，进而对制订的教学计划做出灵活的调整，这有助于确保干预环境的一致性。我们会邀请父母参与学前班的教学活动，也会邀请父母参加班级的郊游，还邀请父母参加特殊的课程，如家长开放日、假日聚会以及舞蹈表演等其他课外活动。

最少受限制的环境

TEACCH 学龄前项目将教学场所建在社区配套的设施中，那里也是普通儿童开展传统学前教育的地方。考虑到每个 ASD 学生独特的学习模式与需求，在 TEACCH 教室的学生会采用多种方式与普通学前教育中的同龄孩子进行融合。特别需要考虑的方面是 ASD 孩子的社交舒适感以及他们模仿成人和同龄人的能力。有的学生在每天入校的第一个小时里与普通学生一起，参加学前班围坐成圆圈的集体活动；另有一些学生则会去参加小组课的集体活动，例如音乐、舞蹈或者故事课；也有一些 ASD 学生需要采用"逆主流模式"，只在特殊治疗阶段才参与普通同龄儿童的活动，或只在孤独症特教班内参加小组活动；还有些 ASD 学生则是在大运动活动时间段才参与普通儿童的活动，如户外玩耍或操场活动。总之，ASD 学生会沿着一条最能帮助其成功的道路回归主流社会——这条路就是在 ASD 学生参与的那些日常活动中融入他们特有的强项和兴趣。在上述各种类型的视觉支持下，ASD 学生在结构化教学的学前班中将高效地学习掌握所需的特殊技能，随后，那些视觉化提示内容（时间表、视觉化的特殊教学、任务/活动流程）将会融入更为自然的环境中，从而帮助他们成功地回归社会。

评估进展

通过几种方法，TEACCH评估学龄前教育对学生的进步情况。教师会每日记录学生的某个特定技能的学习，根据至少两周记录，总结出学生的进步情况，并向家长提供书面报告。只有当学生能够在不同场合中对不同的人表现出某项技能，那么这项技能才会被认为已经掌握了。例如，学生把很多不同种类的积木分放到不同种类的容器里，他在一对一的教学中、在独立任务中、在小组课上全都能独立地完成，而且无论是老师还是助理在场的情况下都能完成，这时候才认为该学生已经掌握"物品分类"这项技能。每个学生都有自己的个别化教育计划，这个计划至少每个季度都会进行一次回顾，每年进行一次更新。

在一项为期两年的研究中，在学生进入学前班之前，以及他离开学前班之后，分别进行了测试。对这13名学生中的12名，用《心理教育量表（修订版）》（Schopler, Reichler, Bashford, Lansing, Marcus, 1990）评估得出了入学之前的发育年龄，随后，在第二年的5月再次评估了他们的发育年龄。由于儿童入学时间不同，所以接受TEACCH干预的时间长度也就不等（从5个月到9个月）。在干预期间里，所有儿童都取得了进步，12名儿童中的8名，在TEACCH学前班的每个月都取得了超过1个月的进步。"进步的月数"对"接受干预的月数"的比值（N=12）平均为1.49（范围从0.22到3.67，参见表10.1）。第13名儿童未获得PEP-R评估，但他在《皮博迪图片词汇测试》（Peabody Picture Vocabulary Test）的标准得分从"低于40"提高到64，且在《表达性图片词汇测试》（Expressive One Word Picture Vocabulary Test）中的标准得分从67提高到80，他的《雷特测试》（Leiter）得分也提高了（从83到95）。

本章小结

TEACCH为所有年龄段的孤独症人士提供服务，不会也不应去争论哪个年龄段更值得干预。尽管如此，对年幼的ASD儿童开展早期干预/学龄前教育服务的重要性，无论怎么强调都不过分。各种对ASD群体有效的干预项目都存在共通之处，而TEACCH灵活而多面的特点，能切实地融入各种技术的共通成分。目前我们所面对的挑战是，如何将切实有效的孤独症干预项目向所有 ASD 幼儿推广，以及为了实现这个目标，如何将公共政策和个人能量以及科学研究聚合在一起（NRC, 2001）。

表10.1 在TEACCH中获得的进步与教育时间的比较

学生	取得进步的月数（PEP-R评估获得的整体发育年龄）	参加TEACCH学龄前教育的月数	进步与时间的比值
1	11.5	7	1.64
2	13	6	2.17
3	22	6	3.67
4	14	8	1.75
5	10.5	8	1.31
6	14.5	8	1.75
7	15	9	1.67
8	2	9	0.22
9	7.5	9	0.83
10	9	5	1.80
11	6.5	9	0.72
12	4	9	0.44

第十一章 成人项目

简介

TEACCH 面向成年 ASD 人士的服务,是其哲学理念和技术方法的自然扩展。TEACCH 从最初创立的面向孤独症儿童及其家庭的服务中,逐步确立并发展了这些理念和方法(参见第一章"TEACCH 的起源和历史")。从 20 世纪 70 年代后期开始,TEACCH 中心就着手系统地扩展出面向青少年和成年 ASD 人士的服务。在认识到 ASD 的终身影响之后,北卡罗来纳州的立法机构于 1979 年加大了对 TEACCH 的基金支持,推动为大龄 ASD 人士及其家庭提供服务。

本章将首先回顾成年 ASD 人士服务的发展历史和文献,然后描述 TEACCH 中心如何从传统的儿童服务如诊断、治疗和咨询等逐步扩展服务,以应对青少年和成年 ASD 人士的特殊需要。最后,本章将着重描述两个示范项目——"卡罗来纳生活与学习中心"(Carolina Living and Learning Center, CLLC)和"TEACCH 就业支持项目"(TEACCH Supported Employment Program),并以这两个具体项目为例,讲解 TEACCH 方法在成人居家服务和职业服务中的成功应用。

背景文献

现有文献中,关注 ASD 人士终身干预的研究还是比较新的课题。邵普勒和麦西博夫(1983)第一次在书中谈及了青少年和成年 ASD 人士所面临的问题。此后也曾出现过多部优秀的论著,它们的作者中有的本身就是 ASD 成人(e.g., Grandin, 1995; Williams, 1992),也有的是 ASD 成人的父母(e.g., Parks, 2001),还有一些是专业的研究人员(e.g., Howlin, 1997)。这些作者以各自的视角和亲身经历,讨论了 ASD 成人所面临的问题。

在关于康复疗效的研究中,比如,凯纳最早期的工作(Kanner & Eisenberg, 1956)、20 世纪 60 年代后期路特所开展的更为系统的追踪研究

（Lockyer & Rutter, 1969, 1970; Rutter & Lockyer, 1967; Rutter, Greenfield & Lockyer, 1967）、洛特的研究（Lotter, 1974a, 1974b），以及豪林等人的研究（Howlin, Goode, Hutton & Rutter, 2002），都发现成年 ASD 人士的康复效果很不相同。在经常被引用的文献中，最能够预测成年 ASD 人士远期疗效的一直都是早期的语言能力和智商水平的高低（Howlin, 1997），但这个观点并未能得到广泛的认同（Howlin et al., 2004）。大多数关于疗效的此类研究都认为，康复重点应该是及早地开展早期孤独症干预服务。

由于以往对 ASD 终身影响的认识有限，所以涉及成年 ASD 人士的居家服务和职业服务也就非常有限。导致 ASD 成年服务缺乏的一个原因是，绝大多数的居家服务和职业培训项目都是针对非 ASD 智障人士的。这导致此类成人项目通常不接受 ASD 人士，或者即便接受了，也无法根据 ASD 的特殊需要制订出相应的计划，因而也就难以保证 ASD 人士会长期享有这样的服务（Van Bourgondien, Reichle, 1997）。与其他发育障碍人士相比，研究显示 ASD 成人存在更多的困难，如焦虑和躁动、仪式化行为和刻板追求、社会性孤立、不适当的社会行为、自我刺激和情绪发作等，这些困难导致他们比周围其他障碍人士的进步速度更为缓慢（Everard, 1976; Kanner, Rodrigues & Ashenden, 1972; Mesibov, Shea, 1980; Van BoTurgondien, Mesibov & Castello, 1989）。多项研究发现，ASD 人士普遍存在行为问题，需要更多的时间与努力，需要更为丰富的治疗方案，而不能单单靠适用智障人士的那些方法（Mesibov & Shea, 1980; Van Bourgondien, Mesibov & Castelloe, 1989; Van Bourgondien & Reichle, 1997）。

根据对 ASD 人士不同需要的认识，居家项目为 ASD 人士特别设计了可以充分发展的内容（Giddan, Giddan, 1993; Van Bourgondien, Reichle, 1997）。大部分此类项目的主要推动力来自父母和老师，他们关心自己即将离开学校的孩子或学生的未来生活。

居家项目

1990 年，TEACCH 在北卡罗来纳州建立了卡罗来纳生活与学习中心（CLLC）。全美当时只有为数不多的几个居家项目，其中专门为 ASD 人士服务的有康涅狄格州的本黑文项目（Lettick, 1983; Simonson, Simonson & Volkmar, 1990）、加利福尼亚州的杰诺兰中心（LaVigna, 1983）、新泽西州的艾登家庭项目（Holmes, 1990, 1997）、马里兰州的孤独症成人与儿童社区服务（CSAAC, 1995; Juhrs, 1988）。当时在北卡罗来纳州还零星有一些私立的、非营利的专为ASD人士服务的集体之家。

职业项目

专门面向ASD人士的就业项目也是一个新兴的服务方向。开办适合于ASD人士的日间就业服务通常有两种做法，一种是农场工作，另一种是通过支持性的就业项目受雇参加社区内的一般性工作。

农场工作

将农场工作作为发育障碍人士的职业活动，这并非新鲜事物。早在20世纪初，美国一些慈善机构就建有农场或园艺场。虽然在一些传闻中，认为体力劳动对发育障碍人士的健康非常有益，能够增加他们的幸福感，但是基于人权的考虑，以及经济和法律上的限制，比如劳工法规定的必须支付工资等因素，此类实践在美国没能持续开展下去。

但在英国、法国和丹麦等欧洲国家，过去的30年里，发育障碍人士在农场工作已经成为一种比较普遍的现象（Giddan & Giddan, 1993）。1974年，英国开办了第一个ASD成人社区——萨默塞特园区（Somerset Court, Giddan & Giddan, 1993; Van Bourgondien & Elgar, 1990）。1983年，丹麦的家长团体与专业人员建立了尼阿勒高项目（Ny Allergard, Giddan & Giddan, 1993）。这些项目都着重将农业耕作和园艺美化作为职业活动，地点都设在居民社区内，普通人也会参与其中的工作。此外，在美国俄亥俄州托莱多郊外也曾有一个项目——苦乐农场（Bittersweet Farm），它是由贝蒂·露丝·凯结合自己的学校经历，按照英国萨默塞特园区的模式创立的（Bettye Ruth Kay, 1990）。

支持者认为，这类有组织的农艺集体劳动的好处在于：障碍人士在参与那些有意义的活动的过程中，动机和安全感都得到了提升；体力劳动能够减少问题行为的出现；在农场这种让生活与工作统一的环境中学习社交和沟通技能，更具有连续性（Giddan, Giddan, 1993; Kay, 1990; Van Bourgondien, Reichle, 2001）。农业耕作和园艺美化项目的优点还包括：它提供了丰富多彩的室外任务，且都是具有现实功能和意义的活动，可以适合不同发育水平的 ASD 人士。无论是只有基础能力还是功能较高的 ASD 人士，都能找到具有现实意义的方式参与其中，从锄草和护根，到种植和收获，直至参加社区性的融合项目，诸如小型生意（比如，园艺商店、农机修理）、盆景美化的一般工作，或者农场超市等。这些在城区开办的农艺项目，与那些设置在郊区的职业项目，其目的是一样的，都是为了最大限度地提高 ASD 人士的生活质量，增进他们在家庭和社区里的社会能力和独立性（Van Bourgondien, Reichle, 1997）。

支持性就业

美国在 1984 年颁布的《发育障碍法案》（Developmental Disabilities Act of 1984, PL 98-527）中定义的"支持性就业"是指这样的一种就业：①面向残障人士，这些人无法参与竞争性社会就业而获取最低工资标准以上的收入，由于存在障碍，他们需要在工作场所获得密集而持续的支持才能完成工作；②在各种工作场所中开展，特别是在普通人就业的工作场所中开展；③为残障人士提供完成工作所需的任何支持，包括指导、培训和交通（Federal Register, 1984; Keel, Mesibov, Woods, 1997）。1986 年和 1992 年颁布的《康复法案及修正案》（Rehabilitation Act of Amendments, PL102-569, PL 99-506）也包含了类似的文字规定，这促进了各项支持性就业的基金建设。

支持性就业方面的早期努力已经证明，智力落后人士能够在竞争性工作压力下获取劳动报酬（Rusch, Mithaug, 1980; Sowers, Thompson, Connis, 1979; Wehman, 1981）。韦曼和同事报告了一组发育障碍人士支持性就业的成功案例（Wehman et al., 1985），他们的具体做法包括，对残障人士进行职业培训并在工作现场给他们提供帮助。另一个重要的做法是对每个残障工人以及各个工作岗位进行评估，然后做出合理的分配。围绕工作任务而开展的培训和辅助，例如交通和工作面试等帮助，在整个方法中是最重要的部分。

20 世纪 80 年代，由于政府部门开始了支持性投入，帮助残障人士融入社区的各类服务项目在数量上猛增（Goldberg, McLean, LaVigna et al., 1990）。在 1986 年至 1989 年期间，政府部门审批了 1400 个可以提供支持性就业的项目（Schafer, Wehman, Kregel, West, 1990）。

20 世纪 80 年代后期的一些研究表明，在这些融合性质的支持性就业中，获得服务的大多是智力水平为轻度或中度的智障人士。ASD 人士在融合性就业中依然普遍遇到了很大的限制（Keel, Mesibov, Woods, 1997）。例如，一项研究（Ballaban-Gil, Rapin, Tuchman et al., 1996）发现，在一个大样本的成年 ASD 人士群体中，只有 11% 从事普通的社区工作。其他研究也表明，即使那些最有能力的 ASD 人士，也只有不到四分之一的人找到了工作（Howlin, 1997; Howlin et al., 2004）。

从 1989 年起，TEACCH 与北卡罗来纳州孤独症学会和北卡罗来纳州职业康复服务中心合作，开始扩展正式的支持性就业项目。在美国马里兰州的罗克韦尔，一个名为"孤独症儿童和成人社区服务"的项目（Community Services for Autistic Adults and Children in Rockville, Maryland, CSAAC, 1995; Smith, Belcher, & Juhrs, 1995），也曾专门开设了针对重度残障 ASD 人士的就业服务。这个项目运用行为学的技术，成功地减少了接受服务的 ASD 人士的行为问题，提高了他们的工作效率。豪林（Howlin, 1997）曾研究过英国支持性就业的技术应用情况。在另一篇论文（Mawhood, Howlin, 1999）中，一组成年 ASD 人士在一项专门为其设计的支持性就业项目中工作，与其对照的是另一组在非专门设计的支持性就业项目接受服务的成年 ASD 人士。结果显示，接受专项服务的 ASD 人士，其就业率和工作水平更高，工作的持续时间也更长，工资水平也更高。尽管这样的专门项目在起步阶段的花费很大，但此项研究开展两年后，其成本就开始明显地降低了。

治疗项目的效果

各种成年 ASD 人士的居家项目和职业项目，都需要经过严谨认真的评估才能判断其效果，评估中要考虑的因素包括 ASD 人士的强项和兴趣，个别化干预技术的运用，和这些应用对 ASD 人士的理解能力、独立能力和社会能力的促进作用。

专门面向 ASD 人士的居家项目和职业项目一向都很重视每个个体独特的学习风格（Holmes, 1990; LaVigna, 1983; Lettick, 1983; Meyer, 2001; Smith, Belcher & Juhrs, 1995; Wall, 1990）。对成人的个人兴趣、能力和需要做出的详细评估，是提供个别化服务的依据（Mesibov, Troxler & Boswell, 1988）。成年 ASD 人士与儿童一样，如果缺乏个别化的支持服务，他们就难以发展自己的功能。个别化的服务所依据的是他们对环境的理解能力、学习与行为上的特殊风格（参见第三章"孤独症文化"）。

要想使评估有所帮助，评估侧重点就不仅仅是为了鉴别出每个个体的缺陷（Van Bourgondien & Schopler, 1996）。评估的要点应该是找到每个个体的强项、兴趣、突出的能力和他的工作习惯，而不是只了解他不能做什么，这样才能有效地帮助我们明确治疗目标和选定教学方案。研究表明，充分利用ASD人士的兴趣和偏好，能够促进他们积极地参与娱乐活动（Favell, Cannon, 1976），增强其自发性口语表达（Dyer, 1989），提供更多的工作动力（Van Bourgondien & Woods, 1992）。一项研究证明，越关注ASD人士的强项和兴趣，就能越有效地指导他们寻找工作机会（LeBlanc, Schroeder, Mayo, 1997）。

CLLC项目和支持性就业项目所使用的技术是TEACCH最初为居家和在校的ASD儿童开发的结构化教学技术（Schopler, Mesibov & Hearsey, 1995；参见第四章"结构化教学"），充分利用了ASD的视觉强项，其中包括物理环境的组织、时间表、任务/活动系统以及让任务要求更为明确的各种视觉技术和组织技术。麦西博夫等人（Mesibov, Browder, Kirkland, 2002）曾总结说，已有的研究证据表明，使用视觉时间表可以带来的好处包括：任务转换过程更轻松（Dooley, Wilczenski & Torem, 2001; Flannery & Hormer, 1994），完成任务的独立性增加（Anderson, Sherman, Sheldon, Mcadam, 1997; Krantz, MacDuff, McClannehan, Krantz, 1995），娱乐活动的主动性增强、持续时间延长、内容得到扩展（Bambara, Ager, 1992; MacDuff, Krantz, McClannehan, 1993）。此外，运用视觉技术可以让ASD人士能够预知即将发生什么，从而减少困惑，防止行为问题的出现（Clarke et al., 1999; Dooley et al., 2001; Flannery, Hormer, 1994; Krantz et al., 1993）。在教室里、在家庭团体活动中、在工作场所中，以及在社区里，都有具体的例子证明时间表的功效（Mesibov et al., 2002）。

TEACCH中心——面向成年ASD人士的服务

TEACCH向青少年和成人的延伸，是我们早年面向ASD儿童工作的自然进化。研究表明，《儿童期孤独症评估量表》（CARS; Schopler, Reichler, Devellis & Daly, 1980; Schopler, Reichler & Renner, 1988）也可以用作青少年和成人的可靠而有效的诊断工具，只不过成人应用时的诊断临界线应在

2.2 分以下（Mesibov, Schopler, Schaffer & Michal, 1984; Schopler & Mesibov, 1983）。从学校转换到工作场所，我们为此研究开发了《青少年和成人心理教育量表》（Adolescent and Adult Psychoeducational Profile, AAPEP; Mesibov, Schopler, Schaffer, Landrus, 1989）。AAPEP 是一个标准参照性测量工具，它对六个发育领域的功能进行了评估——独立性、沟通、休闲、社会、职业技能和职业行为。经过直接观察以及研究从学校/工厂护理人员处获得的访谈资料，可以表明 AAPEP 是确定治疗目标的有效工具。我们看到了目前 ASD 群体越来越复杂的多样性，以及职业选择的不断扩大，因而正在考虑对 AAPEP 进行修订 [修订后称为《TEACCH 转介评估量表》（TEACCH Transition Assessment Profile, TTAP）][1]。

我们还为青少年和成年 ASD 人士的家长提供父母培训课程（参见第八章"父母"）。为其他机构提供咨询服务也是 TEACCH 的传统项目，目前这项服务也有了延伸扩展，包括派遣专业小组向 ASD 成人日班职业项目以及各类支持性的居家项目提供咨询服务。

ASD 成人的追踪研究表明，随着年龄增长，他们的社会兴趣和意识也在增长（Rutter, 1970; Mesibov, 1983）。因此，对大龄 ASD 人士提供社会技能的持续教学很有必要。TEACCH 中心还为高中的特殊教育班提供咨询服务，为高中班级课程中设置社会性发展方面的内容。TEACCH 为那些在融合班级里学习的 ASD 青少年安排社会技能咨询小组，或者派专业人员帮助他们所在的学校组织起帮助小组（参见第七章"社会技能"）。

可以直接向那些语言能力较高的青少年和成年 ASD 人士提供单独的咨询服务。这类服务的重点通常是帮助他们理解自身的孤独症障碍，了解 ASD 对自己的学习风格和行为产生的影响。服务会因人而异，重点帮助他们解决的问题包括：与其年龄相符的生活自理能力（例如，财务管理）、发展事件应对技巧、问题解决能力或者社会技能。增强他们的社会认知（即理解特定的社交场合中别人所思考和所期望的是什么），这是发展其社会技能的一个重要方面。

总之，结构化教学（参见第四章"结构化教学"）适用于所有的成人服务，当然，该技术在应用于成人的家庭生活和工作中时，应该采用适当形式的评

---

[1] 译注：TTAP 已于 2007 年修订完毕。

估和治疗方案。为了具体说明 TEACCH 理念在成人服务中的应用，本章下面的部分将详细描述 TEACCH 模式的居家和职业项目。

卡罗来纳生活与学习中心

卡罗来纳生活与学习中心（CLLC）坐落于一个 79 英亩大的农场当中。在那里，工作人员和 ASD 人士共同合作，从事家庭与农场里的各项工作。CLLC 的总目标是，最大限度地提供适合 ASD 成人的居住生活和工作的条件，改善他们在那里的生活和工作的品质，帮助他们在家庭和工作环境中能够从事建设性的、有意义的活动。CLLC 作为治疗设施，充分顾及了 ASD 人士各自的兴趣、长处和能力，以最适合的方式，为成年 ASD 人士开展居家和职业训练。CLLC 的任务目标是：让在那里居住和每天来中心的 ASD 人士在各个发育领域中都获得进步，学习掌握新的生活技能并最大可能地独立应用。CLLC 隶属于北卡罗来纳大学教堂山分校，因此它还有另一项任务：研究并验证 TEACCH 治疗模式的疗效。

成立背景

20 世纪 80 年代初，北卡罗来纳州的精神卫生研究委员会开展过一项调查，评估本州 ASD 成人的服务需求。当地有 393 位成年 ASD 人士，他们中的大多数是与家庭生活在一起，有 10% 的人待在机构里，有不到 15% 的人在集体之家中生活。其中，不到 50% 的人参加了日间干预项目（其中一些人在 18 至 21 岁仍待在学校）。由于该调查表明当时缺乏合适的、基于社区生活的干预项目，因此精神卫生研究委员会建议北卡罗来纳州的立法机构成立一项基金，专为本州的 ASD 成人提供后续的服务。这项建议带来了 TEACCH 与北卡罗来纳州孤独症学会的长期合作，并于 1983 年开始筹备建设 CLLC。

1990 年 CLLC 开始运作的时候，这个示范项目有三个重要目标（Van Bourgondiedn & Reichler, 1996）。第一个目标是在 ASD 人士的服务体系中增加一个新的选项。与当时已有的少数几个为 ASD 成人提供服务的集体之家不同，我们的服务模式将居家和职业项目设计融合在同一地点，并应用结构化的做法。这种将居家训练和职业训练结合在一起的规划设计，目的是为了有更好的连续性干预，能够全天候地传授新技能，并预防和处理行为问题。第二个目标是扩展合作模式，原来的合作仅限于家长与专业人员之间（Schopler, Mesibov, Shigley & Bashford, 1984），而如今，甚至寄宿于此的ASD人士与农场运营的普通工作人员之间都建立了直接的合作关系。作为北卡罗来纳大学教堂山分校的一部分，CLLC的第三个目标就是建立一个示范性的机构，将最初为儿童开发的结构化教学技术延伸到居家的成人，并对其效果做出评估。这项研究成果将编入培训教材中，从而提高专业人员在各种居家场所和职业场所中的工作能力。

项目描述

接受服务的ASD人士

目前，CLLC可以为15名成年ASD人士提供服务，他们寄宿在本中心内相邻的两个家庭里（一个家庭中有5名成人生活在一起，另一个家庭中有10名成人）。另外还能接收最多5名不用寄宿的ASD人士，他们每天来中心参加适合各自程度的日间干预项目。参与日间项目的这些学生中，有几位每周在农场的工作时间高达40个小时。此外还有一些ASD高中生，作为一种工作体验，他们每周只来一次。

这15名寄宿的ASD人士来自北卡罗来纳州各地。CLLC要求入住者的年龄须满18周岁。当前在此寄宿的ASD人士年龄范围从28岁至46岁，其中男性13人，女性2人，他们的语言能力从无口语到能够运用功能性语言，程度不等。寄宿者全都有中度至重度的ASD，都带有明显的行为问题或者适应性问题，需要每天24小时监护。他们的智力落后程度也不等，从明显的学习困难到严重的智力障碍。有些寄宿者还伴有其他医学或精神病学诊断，包括听力障碍、癫痫或者精神障碍，如情感障碍、强迫症、双相障碍以及非典型性精神障碍。

对于CLLC这种社区类型的治疗机构来说，挑选入住者也是一件极具挑战性的事（Van Bourgondien, Reichler, 1997）。一方面，提出申请的人的数量很多，他们的残障情况全都很严重，行为问题高发，需要时时监督，让其家庭深感绝望。另一方面，文献表明，居住在一起的ASD人士的能力水平、行为问题和监护程度必须达到一定的平衡，才能为他们提供最好的学习和生活体验（LaVigna, 1983; Wall, 1990）。之所以搭配选择出能力和行为程度不一的 ASD 人士组成一个集体，是因为这样不仅能确保每个 ASD 人士都接受个别化的教育体验，也有助于避免长时间不间断进行陪护干预的工作人员因过度压力而出现倦怠的情况（Van Bourgondien & Schopler, 1990; Wall, 1990）。CLLC 从提交申请的 ASD 人士中挑选入住者时，会考虑到很多方面的因素：居住服务和职业服务的需要程度，居家的自理能力和独立性，行为问题的程度。还有一个重要的考虑因素是，候选者对某项职业活动如农艺或园艺的兴趣程度和参与能力。

课程

CLLC 为 ASD 人士设计工作课程和生活课程，分别教他们学习劳动所需的新技能和居家生活的新技能，并帮助他们在农场、家庭和社区的不同环境里能够最大限度地独立运用这些技能。寄宿 ASD 人士每天都会平衡搭配地体验多项活动，包括正式的教学课程，独立的工作任务，与工作人员合作开展的实习活动。

个别化治疗的目标构建起 CLLC 项目的主干框架。我们在此设计的所有正式治疗课程，都是为了帮助 ASD 人士学习参与各种功能性的、有现实意义的活动，而这些活动都能够整合进他们的日常生活中。系统化的教学策略和数据收集程序，为行为干预与能力评估提供了有力支持，保证了该干预项目的持续性。随机教学（McGee, Almeida, Sulzer-Azaroff & Feildman, 1992）和结构化教学技术（参见第四章"结构化教学"）都是本项目中重要的部分。入住的 ASD 人士在引导下会积极参与所有活动，并被鼓励为自己做事，包括个人卫生、衣着穿戴、家务劳动、餐饮准备、清洗衣物、职业活动、体育锻炼、休闲娱乐以及社区联谊等。

在为 ASD 人士提供的居家和职业服务中，参与直接护理工作的人员扮演着多种角色。他们要布置结构化的环境，诸如视觉时间表、任务/活动系统以及各类视觉指示，以帮助入住的 ASD 人士尽可能地独立活动。这些工作人员也是教师，会运用正规的教学策略教授新技能。他们的工作还包括帮助入住的 ASD 人士完成那些他们尚不能独立完成的工作任务，或者示范讲解如何完成某些规定的任务。这些工作人员还是 ASD 人士的父母与专业人员之间的重要联络人，在这一点上，他们与在 ASD 儿童干预工作中的角色是一样的（Schopler et al., 1984）。入住的 ASD 人士与护理工作人员的直接合作是本项目的一个重要方面。在一种师徒关系的模式下，工作人员与 ASD 工人一起劳作，从事农业和园艺的全方位工作。

评估

在 CLLC 项目中，需要对 ASD 成人的技能、兴趣和行为进行持续的评估，这是居家和职业服务项目的必要组成部分。此外，年度审核制度要求每年要评估每名 ASD 人士的认知、沟通、社会和适应性技能（自理、家庭和社区），以评判他们取得的进步，并为下一年制订新的治疗目标。评估还包括 ASD 人士的职业技能，诸如在农业和园艺上的能力，制作食品时使用工具和设备的知识，以及其他行业会涉及的特殊技能。

各个领域的职业课程

园艺工作

CLLC 的农场里有很多花园、草地和蔬菜园，因而，园艺和盆栽等的工作和经营就为入住的 ASD 人士提供了多种多样的工作机会。我们运用结构化教学（参见第四章"结构化教学"）的方法来开展这些任务，具体做法就是使用个别化的时间表和任务/活动系统，向 ASD 工人指示应该去哪里，做什么，做多少，怎么了解工作进度，怎样算完成，以及接下来干什么。

这些工作中有最简单的任务，比如，在夹板和图片给予的视觉提示下，在小格子和托盘上将种子埋入泥土中，或者将 1~3 颗种子装入包装小盒子中（在这项包装种子工作之后还会有后续的任务——分选种子去种植）。也有稍带难度的任务，比如在平整好的田里种植（使用夹子和漏斗等工具，以确保下种时土壤深度适当）、施肥和浇水。

掌握了花房内的园艺技术就可以泛化应用到户外的花园里。使用夹板、图片或文字说明作为提示，ASD 人士拿取所需的种植工具，然后在"目的地卡片"的指引下找到正确的花园，那里有一系列的圆圈标记用来标明位置，在该处种下先前包装好的种子。指导人员可以在种植工具上绑上布带来标示合适的种植深度，避免他们将种子种得太浅或太深。ASD 人士能够看到种子的数量，也就能明确地知道自己需要做多少工作才可以休息，用过的空种子盒被放入标有"完成"标签的水桶里，这能让 ASD 人士清楚地看到种子的数量逐渐减少。

浇水任务也需要进行设计，以免出现浇得过多或过少的情况。可以在需要浇水的植物旁边放置一些旗子或画上圆圈的标记，ASD 人士可以将 5 或 10 加仑的水运至花园，使用定量的水勺给每棵植物浇水，然后移走旗子或标志物。当所有旗子都被移去时，他就能意识到这个工作完成了。

锄草这项看上去没完没了的工作也可以用栏圈标示出指定区域，让 ASD 人士清楚在哪里锄草。对围栏内需要保留的植物，可以用牛奶瓶子等罩起来，这样他们就能既成功地锄草，又不会发生误锄的情况。运用计件代币系统，有助于他们理解在完成指定数量的浇水任务和锄草任务后再去休息。

上面提到这几项工作中的做法也适用于园艺的护根、堆肥、施肥以及碎秆等工作。每项任务都应该为 ASD 人士提供视觉结构化，他们需要靠这些提示去拿取自己的工具，到达指定的花园，选取合适的材料，在正确的位置上使用，并知道自己什么时候算完成了任务。

园丁工作

园丁工作的任务目标是维护管理 CLLC 的庭院，让美丽的环境给 ASD 人士、工作人员和参观者带来舒服而愉快的感觉。园丁小组的具体工作包括收割、松土、锄草、花草树木的种植、剪枝、修饰、为草地和树木施肥等。应用视觉结构化可以帮助 ASD 园丁明白自己该在何处如何完成某个具体活动（比如，收割或松土时为他们放置锥桶做标记，锄草时为他们摆设栏圈等）。

对于 ASD 人士来说，进一步的目标是能将在 CLLC 农场里掌握的园丁技术在自己的社区里应用，例如，ASD 人士自家的庭院或当地的公园和营地。除了上面提到的那些工作之外，在社区场所里开展的园丁活动还可以扩展到如护根、施肥、剪枝、铺道，清扫便道、墙面、露台和大街等活动。

烘焙/食物制作

烘焙课程的好处与农艺项目相似。CLLC 的食品制作任务和过程被分解成很多非常具体的小任务，这些任务的难度不同，以适用于不同 ASD 人士的能力水平。最基本的烘焙任务是制作适合家用的面包和甜甜圈。这里同样会运用到视觉提示系统来帮助 ASD 人士明确材料及其用法,明确制作过程的每个步骤。

职业课程带给 ASD 人士的好处

多数入住 CLLC 的 ASD 人士,都曾经因为行为问题而无法继续在原先的日间安置机构待下去了。进入 CLLC 以后,所有 ASD 人士就会开始参与各项有意义的日间活动。随着劳动体验渐渐地丰富起来,他们也会表现得越来越积极。参与农艺与园艺工作的 ASD 人士,可以按照各自的工作量,与普通人同工同酬地获取劳动报酬。大多数 ASD 人士的工资收入要比他们来 CLLC 之前高。ASD 人士之间月收入差别较大,这是因为他们的能力和表现存在较大的差别;另外,ASD 人士每个月获得的报酬也会不同,因为有些任务存在季节因素(例如收割),也因为有时出现行为波动而带来了工作量的变化。

居住课程

CLLC 兼具居住场所和治疗中心两个功能,这样能充分地利用 ASD 人士的强项与兴趣来满足他们的需要。在寄宿项目(夜晚和周末都在此)的课程中,我们重点培养的能力包括:照顾自己的能力,顾及家人需要的能力,开展休闲娱乐的能力,扩展并维持自己有兴趣的社交活动,以及在社区环境中泛化各种技能。日常居家项目包括个人卫生、衣着、洗衣、做饭做菜、清理卧室和公用客厅等家务活动。

每天工作之后,入住的 ASD 人士可以有三个活动选择:一般性的做饭做菜,外出到社区去,进行体育锻炼。每个 ASD 人士都必须轮流负责为集体准备饭菜。课程目标是能够参与全部做饭过程,在全过程中学习并最终尽可能独立地完成。如果某个 ASD 人士尚未完全掌握做饭的某个环节,那么就会为他安排一个老师,让他先跟着当学徒或帮手。

每天下午,不需要准备饭菜的入住者可以去社区里办些事,比如购买日用品、办理银行业务或邮政业务、看病、理发等。入住者也可以在农场或社区里参与一些体育锻炼活动。

晚饭后,入住者可以做些日常的家务清洁和个人卫生活动。此外,也可以在晚上安排一些特殊的学习内容,学习沟通技能、发展个人休闲兴趣和社会技能。

通过视觉结构化发展独立性

时间表

每个入住者都有一份自己专用的时间表，以帮助他了解每天的活动顺序，明白自己完成一项活动后下一步应该去哪里。时间表可以使用文字、图片、照片或实物等形式，时间表的抽象程度所依据的不是这个入住者在平静自控和注意力集中时的最高能力水平，而是在他最糟糕的日子里表现出来的理解能力和文字读写水平。这是因为很多 ASD 人士能力水平的发挥往往存在巨大波动，但我们总要确保他们能够理解自己的时间表，能预知将要发生的事，特别是在他们能力水平表现较差的那些日子里，更应如此。

大多数 ASD 人士的时间表挂在居所的走廊里，或者在他们最主要的工作场所中（牲畜棚、盆栽圃或者花房）。有些 ASD 人士使用便携式的时间表，每天携带。少数人仍处于学习理解时间表的阶段，需要使用实物转换系统，即工作人员出示实物，直接提示他们下一项活动（详细内容参见第六章"沟通"）。

任务/活动系统

这个项目中的所有 ASD 人士都有个别化的任务/活动系统，或者"任务清单"，以帮助他们理解：①做什么任务；②做多少任务；③怎样知道自己的进展以及何时算完成了；④接下来该做什么。所有入住者的任务/活动系统都会清楚地布置在他们从事结构化活动的各个场所，如厨房、浴室、健身房、卧室，以及牲口棚或盆栽圃。用这套系统可以帮助 ASD 人士独立地开展并完成卫生自理、家务活、休闲娱乐和工作等任务。根据每个人理解概念的能力水平，任务/活动系统可能采用的形式有：书面文字的活动清单、词汇卡片、图片、彩色数字卡，或者按照从左至右的顺序摆放的篮子等。

视觉结构化

在各种居家、休闲和工作活动中，入住者的每项活动通常都需要有一些信息指示，向其说明该如何独立开展活动。文字清单、图片/词卡或者图片列表能够帮助一些 ASD 人士明白如何去清洁房间、做饭、玩游戏、种球茎植物等。而另一些 ASD 人士可能需要使用一些容器来组织材料，使用图片或彩色的提示线索来标记材料，或者使用篱笆来提示工作范围，如此帮助他们在具体任务中增强对工作的理解。

表达性沟通

来自 ASD 成人父母的非正式报告（Howlin, 1997; Van Bourgondien & Schopler, 1996）显示，ASD 人士从学校毕业，进入到日间服务机构后，大多数都很难在新环境中泛化应用自己学习掌握的表达性沟通技能，因为在新的场合中，他们的表达性技能的学习不会再作为重点来开展教学了。CLLC 全天 24 小时服务的优势之一就是为了增加 ASD 人士的沟通主动性，专门设计了表达沟通系统，并且全天候地、保持一致性地加以运用。按照 TEACCH 的沟通理论（详见第六章"沟通"），我们对每位 ASD 人士都会进行评估，判断何种模式的表达性沟通对其最为有效，是实物、肢体语言、图片、文字、手语，还是口语。

埃利奥特等人（Elliot, Hall & Schopler, 1991）关于 ASD 和智障成人的语言教学研究发现，即使在测试状态下的模拟教学中（即情境控制下的回合试验教学），自然的语言教学也是最能促进技能泛化的有效方法。与此研究一致，CLLC 会寻找每天中的自然机会，传授和练习表达性沟通技能。

在最低能力水平上，入住者会学习表达自己想要吃什么，或喜欢去做哪项休闲活动。如果 ASD 人士理解了选择的概念，学会了如何做出自己的选择，那我们就会使用选择板，来让他们在上面选择点心时段、自由活动和社区活动等（帮助他们表达自己需求的这类视觉线索简便且易于随身携带，有利于在社区里进行泛化）。向入住者传授的更高级沟通技能，包括为自己寻求帮助、在困境中提出脱离请求而不出现行为失控等。即使一些有语言的 ASD 人士，往往也需要一些视觉提示，以提醒他们说出来（例如，用图片或文字提示他先去引起他人的关注，然后再提出要求），这会有助于 ASD 人士经常性地运用表达性语言。

在这些干预课程中所使用的教学技术，与奎尔（Quill, 1998）的研究，以及图片交换沟通系统（Bondy & Frost, 1994）的方法相符，这些都是教 ASD 人士表达性沟通技能的策略。

休闲与社会技能培训

从几个方面来讲,休闲技能也很重要。首先,在自由的时间里如何独处?与其他发育障碍人士相比,ASD 成人在这方面存在着突出的问题(Van Bourgondien et al., 1989),而休闲技能有助于 ASD 人士学会更安全、更适当的独处方式。其次,分享自己的休闲乐趣是社会关系中的基本活动,无论普通人还是 ASD 人士都是如此。

CLLC 使用时间表、工作系统和视觉提示,为入住者创造机会掌握新的休闲技能,我们所用的这些方法都已经在实践中得到了证明,它们可以增加 ASD 人士的各种休闲活动,增强他们的自我主动性(Bambara, Ager, 1992),也增进行为能力的反应链和泛化应用(MacDuff et al., 1993)。此外,CLLC 设计的个别化教学项目,可以有针对性地增强休闲技能。CLLC 项目中,每周至少有一个晚上专门用来传授新的休闲技能。为了增加 ASD 人士开展休闲活动的动机(Favell, Cannon, 1976),我们在活动中加入了入住者特别感兴趣的事物,例如新闻播报形式的博彩游戏、有出入口标志的拼图游戏。

在 CLLC 中,社会技能的发展是本项目始终关注的目标。一些最基本的社会技能都自然地融入居家和职业活动中,因为总有两个以上的入住者会在同一个场所中参与同一项活动,入住者的社交水平差异会被充分考虑。对于有些 ASD 人士来说,其目标可能就是学习在同一个活动空间与他人和平相处(如坐在同一张桌子旁,或在同一个花园里工作);而有些 ASD 人士已具备了学习简单分享或者按顺序轮流的能力。将入住者组织在同一个活动之内,需要先单独地教会每个人如何进行这项活动,例如用耙子耙树叶,或者玩纸牌游戏。然后,当他们一起做这个活动时,只需要重点传授当另一个伙伴存在时如何来完成这项任务。

入住者会参加一些正式的"社交俱乐部"活动,这是为增强他们在休闲娱乐活动中的社交技能而专门设计的活动。CLLC 每周会有一个晚上举办一次社交俱乐部聚会,根据 ASD 人士的能力与兴趣,他们会被分成若干个小组。这些活动每周都不一样,组内成员也会变化。小组活动中,一个常见项目就是学习如何主动地和另一位入住者做交易或交换,因为所有的入住者无论能力水平高低,都表现出同一种缺陷——从不会主动与他人进行交换。买东西就是钱和物的交换;告知鞋码,才能领取保龄球鞋;交出门票,才能获准入场；交出借书卡，才能从图书馆拿出一本书……这些都是最基本的沟通技能，都涉及给出某物，换取另一物品的过程。首先应该通过角色扮演的练习，ASD人士在家里学习这种主动交换技能，然后再进一步在社区生活中泛化这个技能。

有些入住者可以参加社区里的社交团体，在那里他们可以与一些并不与其住在一起的伙伴进行交往。这样的团体有一些是专为某些特殊人群而设计的，如ASD聋人、ASD女性、高功能ASD人士、ASD宗教教友等友好帮扶团体。

与课程的其他内容一样，每个入住者都有个别化的、明确的社会技能目标，学习过程中可能会运用到各种教学技术，如角色扮演游戏、图片/文字提示、社交剧本或社交故事等。

行为管理

CLLC强调采用预防性的方法来处理行为问题。如果我们能够理解某个行为背后的原因，就可以减少或消除可能引发该行为的压力来源，就可以运用一些策略来教他应该如何正确地应对压力来替代原来那些不恰当的行为。

预防行为问题的一个主要做法就是使用时间表、任务/活动系统和视觉提示，因为这些都有助于减少困惑，并让ASD人士更好地预知生活安排。研究者已经发现，在活动转换过程中使用时间表（Dooley et al., 2001; Flannery, Horner, 1994）以及使用图片示意的活动清单让ASD人士了解该做什么（Clarke, Dunlap, Vaughn, 1999），都可以减少行为问题。

此外，使用辅助沟通系统可以降低困惑，增加ASD人士做出选择和表示喜好的能力。在各种活动中为严重的障碍人士提供选择的机会，已被证明可以增加动机并减少行为问题（Dyer, Dunlap & Winterling, 1990; Favell & Cannon, 1976）。

参加农艺劳动以及休闲课程中的体育锻炼活动，也有助于减少压力和行为问题。研究人员在一份非正式研究性的报道中说，在苦乐农场项目中有类似的发现（Kay, 1990）。对照性的研究发现，有氧运动有助于减少ASD人士的不适当行为，并能增加他们集中注意力完成任务的行为（Allison, Basele, MacDonald, 1991; Elliot, Dobbin, Rose, Soper, 1994; McGimsey & Favell, 1985; Rosenthal-Malek & Mitchell, 1997）。CLLC农场的日常工作会涉及大量的运动，例如，入住者会在几英亩的范围内走来走去，搬运设备和农艺材料。此外，他们的休闲活动中也有很多运动机会，如徒步行走、游泳、骑自行车等，每个周末以及其他时段里都会安排这类活动。

能够帮助 CLLC 入住者减压的另一个办法是安排他们做系统的休息活动（Cautela & Groden, 1978），这些活动结合了呼吸、肌肉绷紧和放松运动，以及一些塑身活动。

这里也会采用一些比较经典的行为干预计划，例如行为契约，或者使用 ASD 人士感兴趣的事物当作强化物的方法。在实施这些干预计划时，都是按照"ASD 人士先做出要求的行为，然后再做他期望的行为"这样的行为顺序，从而帮助他们建立起社会规则与行为规范。

在 CLLC 入住的 ASD 人士，大约一半需要服用药物以控制精神症状或行为。在所有情况下，药物的使用全都与行为干预方案相结合，都强调通过预防性干预方法来减少问题行为。我们通过持续地采集数据并记录制表，观察监测所有入住者的行为发展情况。

家庭的角色

虽然入住者都已经是成年人了，但其家庭依然在他们的治疗以及社会生活中扮演着重要角色。每个 ASD 人士的需要都不同，每个家庭的偏好也不同，因而每个家庭的父母在生活中对 ASD 子女的具体作用存在很大的差别。有些家庭能够一贯持续地发挥出积极作用，对成年 ASD 子女的治疗计划提出建议，如同当年自己的 ASD 孩子生活在家中一样认真，如同孩子在学校就读时一样积极。这样的父母每年至少来参加一次正式会议，讨论自己的 ASD 子女，平日里也与工作人员建立了多种方式的合作。还有些家庭则将角色更多地定位在其他方面，他们会经常带子女外出参与社会活动和休闲活动，会在周末或假期带子女回家。工作人员会与家庭一起配合，寻找最好的合作方式来帮助 ASD 人士及其家庭。

ASD 人士家庭与 CLLC 工作人员之间的沟通与合作的方式有：规范的定期电话联系和沟通簿（陪同 ASD 人士一起回家），以及每年一次的正式报告。ASD 人士家庭每年至少有一次机会与治疗小组单独会谈。此外，还有家庭季度聚会，CLLC 的各个家庭相聚在一起，与工作人员共同回顾和讨论整个项目的相关问题。

ASD成人与自己家人之间沟通采用何种方式，取决于他们的能力水平。所有入住者每周都会参加一次写信活动，可以制作卡片，或者写信，然后寄给家人。ASD人士在此项活动中，可以利用电脑预制的模板，输入自己的相关信息，或者以口述方式把信息传递给工作人员，也可以抄写工作人员事先写好的内容，还可以挑选一张自己的工作照并由工作人员加上注解，最后邮寄出去。他们的家人都说很喜欢阅读这些有关入住者每周活动的信件。有些入住者还会定期地给家人打电话。

项目评估

范布尔贡迪安等人在一项研究中对CLLC治疗项目的效果进行了评估（Van Bourgondien, Reichler & Schoplers, 2003）。该研究选取了最先入住CLLC的6名ASD人士，从干预计划以及干预进展等方面，将其与26名在相同环境下生活的ASD人士（其中在集体之家的有10名，其他机构的有6名，居家的有10名）进行了比较。在该研究中，按照兰德斯曼（Landesman, 1987）创立的"系统公平性分配流程"，将这些ASD人士安置到CLLC的治疗环境中。根据ASD人士的认知能力、沟通能力以及行为问题和监督需要的整体水平，将符合CLLC要求的候选人分成了3个小组。按照部分随机、部分临床需要的分派原则，从每个分组中选取2名ASD人士，将其安置到CLLC中（N=6）（这样的过程，不仅能保证治疗组具有代表性，能够代表各个分组的情况，而且也能令各位ASD人士的家人认同选择过程的公平性）。

这项研究一共比较了32名ASD人士在入住CLLC之前6个月时、在CLLC治疗期间以及在治疗6个月时和12个月时，行为、技能以及治疗计划所发生的变化。

结果表明，与其他环境中的ASD人士相比，转入CLLC的ASD人士的治疗效果更好。无论与自己的基线相比，还是与对照组相比，入住CLLC的ASD人士在多个方面的情况都有更明显的进步，因为CLLC为ASD人士制订了结构化且个别化的沟通和社会技能方案，运用了视觉系统以促进其独立性，且不断地修订干预计划，并使用了积极的、有预防性的行为管理技术。来参观CLLC项目的研究者在评估时也认为，CLLC是一个令人更乐意居住的地方，CLLC入住者的家人的满意度也明显比对照组要高。对这32名

ASD人士的研究分析还表明，持续运用TEACCH的结构化教学概念，能够有效地减少行为问题。

TEACCH的支持性就业项目

支持性就业（Supported Employment）项目的总体任务是为ASD人士提供一个稳定的、可预知的工作环境，使他们能够在这样的环境中成为有贡献的、尽可能独立的劳动者。支持性就业项目带来的好处一方面是它能直接让ASD人士通过从事有价值的工作而获取劳动收入，另一方面是让ASD人士在工作中能有机会与普通人接触并融合。ASD人士能够在就业过程中增加自我认同感，同时还能够增进公众对他们的能力与潜力的认识。社区也会因此受益，因为如果ASD人士能成为有竞争力的就业者，就会为政府节省下支持性的开支。

背景依据

前文已提到，从1979年开始，TEACCH接受政府委托，扩展出了面向ASD青少年和成人的服务。在那一年，首次为一名ASD成人在北卡罗来纳大学教堂山分校图书馆中安置了工作，并为他配备了一名工作辅导员（job coach）[①]。然而不久，这个首次的工作安置以及随后开展的很多安置服务都被迫停了下来，原因之一就是接受安置的ASD成人在这些庇护工场中遇到了独有的麻烦。这些庇护工场通常原本是为普通的智障人士而创设的，环境空间开放、人员众多、噪声嘈杂、视觉花哨，而这些都会成为ASD人士的压力来源。相反，在社区里的安置服务可以进行专门的结构化布置，能做到个别化，能够考虑到ASD人士的强项、兴趣、感觉需要，并为其日后成为真正的工作雇员做好准备。

20世纪80年代早期，TEACCH中心在北卡罗来纳州非正式地尝试开展了支持性就业服务，与此同时，全美范围内也相继开展起这类服务。1989年，TEACCH中心与北卡罗来纳州孤独症学会以及北卡罗来纳州职业康复服务中

---

① 译注：又译为"就业辅导员""职业援助者"或"职场适应援助员"，是专门针对特殊人群就业提供服务的专业人士，为有特殊需要的人群在普通就业环境中就业并维持就业提供相应的评估、职业规划、咨询、支持等服务，在特殊雇员与雇主和就业环境之间起纽带作用。

心建立合作，正式开始了支持性就业项目。

项目描述

参与的 ASD 人士

自从 1989 年正式开展支持性就业项目以来，已有超过 200 名 ASD 人士被安置进入社区工作。在这些接受安置的 ASD 人士中，很多人多年来一直都是 TEACCH 的服务对象，也有不少其他 ASD 人士，是由其父母、原来的庇护工场、北卡罗来纳州职业康复服务中心等其他个人和机构专门转介进入我们这个支持性就业项目的。目前，这里的 ASD 工人的年龄范围从 18 岁至 56 岁，且大部分（>85%）为男性。除了 ASD 的诊断之外，很多人还伴有智力障碍，智商程度既有显著落后的，也有显著高于平均水平的，大多数 ASD 人士为轻度智力落后或低于平均水平。

支持性就业项目决定是否接受一名 ASD 人士取决于多方面的因素，包括他的个人能力和行为、资金的支持来源。项目的工作人员需要评估 ASD 人士能否从支持性就业中受益，会与申请人会面，在工作间内或教室内对他们进行观察，审阅先前的评估资料，并与其家人或者他的居家项目的工作人员进行面谈。

课程概述

为确保能给每位 ASD 人士都提供最适合的个别化安置，TEACCH 采用了 4 种支持性就业模式：一对一模式、流动工作模式、共享支持模式和独立模式。这 4 种模式之间的差别仅在于向 ASD 人士提供的支持力度有所不同。无论哪种支持模式，都非常注重以下几方面：强调评估以充分利用他们个人的强项和兴趣，寻找合适的工作和安置环境，应用结构化教学技术，与其家人/护理人员以及雇主合作，提供长期的支持性服务，确保适当的工作安排。有了这些，员工、雇主、家人/护理人员就都能对服务感到满意。

每种模式中都会配有 TEACCH 聘用的工作辅导员，为 ASD 人士提供持续的支持。工作辅导员会根据严谨的评估报告来帮助他们寻找合适的工作，然后运用结构化教学技术教给他们在就业环境下所需的职业技能、行为和社交规范。工作辅导员还将帮助 ASD 人士完成任务，并根据情况弹性地调整工作量，从而保质保量地完成工作任务。如果 ASD 人士在工作中有压力感或挫折感，工作辅导员还会运用压力缓解技术，帮助他保持平静和集中注意力，以更好的状态投入工作。工作辅导员还会向 ASD 人士的同事和上级领导讲解 ASD 的相关知识，在 ASD 人士与其雇主之间承担着翻译的角色。

支持模式

一对一模式

支持性就业的一对一模式是由 1 名工作辅导员带领 1 名 ASD 人士。ASD 人士受雇于社区中的某个公司后，工作辅导员在每个工作日都会在他们的工作环境中全程陪伴。由于有了工作辅导员提供的个别化训练和支持，ASD 员工可以在多种广泛的工作类型中就业，将其个人强项和兴趣最大化地发挥出来。

接受这种服务模式的 ASD 人士与其他 ASD 人士最大的区别就是他们需要密集性的支持。为此，工作辅导员有必要时刻陪伴在工作现场，调整并改善环境设置，帮助 ASD 人士完成工作。工作辅导员可能会根据每天的工作环境为 ASD 人士制订或修改时间表和视觉提示线索。此外，在这种模式里工作的 ASD 人士往往缺乏沟通技能和管理技能，因而需要工作辅导员在 ASD 人士与雇主之间扮演好翻译角色，从而确保双方能清楚地理解对方的期望、选择和想法。

流动工作组模式

不需要一对一模式高强度支持的 ASD 人士可以接受流动工作组模式的服务。这种支持性就业模式由 1 名辅导员指导 2~3 名 ASD 人士。目前，流动工作组模式能够提供的工作类型包括家庭清洁和景观美化。工作辅导员会在工作时间里全程陪伴流动工作组的 ASD 人士。流动工作组的 ASD 人士会乘坐小轿车，从一个地点转移到另外一个地点，为付费客户提供服务。社区顾客向 TEACCH 项目寻求这类服务，TEACCH 项目就会雇佣 ASD 人士以流动工作组的模式去完成工作。与一对一模式相同，这里的工作辅导员要能够帮助 ASD 人士完成任务，并根据情况弹性地调整工作量，以保质保量地完成工作，同时需要运用放松策略帮助 ASD 人士应对工作压力。

流动工作组模式能够对组内每个 ASD 个体的需要做出适当的调整。例如，工作辅导员在制订工作时间表时，会考虑到每个人的每日工作量，调整他们的工作与休息的时间间隔，以求既能完成任务又不会产生挫败感和压力感。工作辅导员会根据工作组内每个成员的强项和兴趣，有针对性地选择合适的任务。流动工作组模式的最大优势是，为 ASD 人士提供了训练环境，让他们能够提高自己的工作技能，为参与竞争性就业做准备，与此同时，他们还从中赚取了劳动报酬。

团体共享支持场所

有些 ASD 人士已掌握了很多工作技能，但仍一直需要有间隔性的支持，这些人可以参与团体共享支持的模式。这种支持性就业模式由 1 名工作辅导员带领 2~4 名 ASD 人士，他们直接受雇于某个公司，在公司里工作。这个模式中的 ASD 人士在受雇公司中通常会被派去做不同的工作。ASD 人士必须能够完成大部分任务，若不能完全胜任其职务工作，就需要工作辅导员不时地给予帮助。目前，TEACCH 支持就业项目的共享支持场所有：面包店、食品服务、杂货店、仓库、工厂和实验室。

在此模式中工作的 ASD 人士能够得到工作辅导员全日或局部的现场帮助。工作辅导员通常会将自己的时间合理地分配给每个 ASD 个体，并时刻根据现场情况，将自己的精力主要集中到最需要帮助的 ASD 人士那里。

独立安置

那些最具独立性的工作技能且只需要最少支持的 ASD 人士，可以接受独立安置模式的服务。这种模式由 1 名工作辅导员指导 10~15 名 ASD 人士，帮助他们在固定的就业场所独立地工作。工作辅导员会在不同地点穿梭，为各位 ASD 人士和雇主提供支持。

在这种模式中，ASD 人士每周一般会接受工作辅导员 1~6 小时的指导。支持时间取决于雇员和雇主的需要，并会因所遇问题的性质而有所变化。根据出现问题的情况，在一段时间内会增加或减少支持。工作辅导员每周会通过与 ASD 人士、雇主、岗位领导和同事开展有效的沟通，提供足够的支持，将问题出现的频率降至最低，甚至彻底预防问题的发生。独立模式的这种"长期支持"特点正是 TEACCH 支持就业项目独特而有效的一个特征。

评估

评估是成功就业的基石。正如史密斯等人（Smith et al., 1995）所说，正式评估中所采用的标准化测量手段，并不能最准确地反映出 ASD 人士在真实生活情境下的职业技能和潜力。非正式的、补充的评估（在各种不同场合下的直接观察，以及与 ASD 人士及了解情况的其他人的面对面会谈）提供更全面而有用的信息。在评估过程中，不仅要鉴定出每位 ASD 人士的弱项，还要找出他们的强项和兴趣。只有强项和兴趣才能为 ASD 人士提供寻找工作的方向（LeBlanc, Schroeder & Mayo, 1997）。豪林（Howlin, 1997）也曾指出，当年的凯纳和阿斯伯格，以及如今的 ASD 人士（例如，天宝·格兰丁、唐娜·威廉姆斯）均报告说，ASD 成人就业能否取得成效，通常取决于他们能否充分利用自身特殊的技能或兴趣。

评估过程中同样重要的是，必须把握住每位 ASD 人士独有的特征和学习风格，这样才能让工作辅导员制订合适的教学和支持计划，才能确保 ASD 员工在工作场所中将自己掌握的技能展示出来。因此，正如史密斯等人（Smith et al., 1995）所描述的，评估内容除了 ASD 员工的职业技能和学业技能外，还应包括相关的能力和行为、沟通技能、社会技能、职业行为和管理技能。ASD 人士在工作中最困难的不是缺乏职业技能，而是普遍存在沟通困难、无法遵守社会规则、无法独立工作、存在强迫性的行为或者拒绝工作任务的变化等问题（Howlin, 1997）。ASD 员工出现的问题行为，也有可能与时间因素有关，或者与他们无法对自己的工作质量做出判断有关。因此，工作辅导员的职责往往就是围绕这些功能领域的情况进行协调，给予支持。

支持性就业的评估过程中包括一项 ASD 基础特征的评估。社会行为评估包括 ASD 人士与他人一起工作的能力，主动适当地发起社交并对他人的交往做出适当回应的能力，以及应对多个上级领导时的反应能力。此外，对于一些 ASD 人士来说，在休息期间主动发起适当的社交行为并维持的能力，往往也是影响到他们能否保住工作的关键因素。在工作过程中沟通能力最为需要，它涉及很多方面，如理解他人指令的能力、纠正错误的能力、主动寻求帮助的能力或者告知别人何时需要什么或何时任务完成的能力。此外，表达自己因何原因需要请假（例如，生病、看医生，或者假期）的能力也很重要。ASD 人士的变通能力、对新任务的完成能力、工作时对分心的自我控制能力等，都会影响到一项工作和工作环境对他的适合度。

表11.1 补充列举各种职业岗位所需技能的评估

文秘技能	持续地确保质量的能力
打字	改正错误的能力
数据录入	**图书馆技能**
排序（按字母或数字）	使用卡片目录
归档（文件夹和名片盒）	图书上架归位
影印	扫描图书
微缩拍摄	**景观美化和园艺技能**
依序整理	播种
装订	栽培植物
塑封	挖洞
装信封	割草
使用电话簿	使用播种机
接听电话	修剪篱笆
裁纸	粗筛
碎纸	收集/包装种子
家政技能	拣选蔬菜
除尘	**食品服务技能**
吸尘	食品的切、刨、剥
清洗	使用煎锅和烤炉
拖地	使用微波炉
擦桌子	将餐具放进洗碗机
擦窗户、镜子	清洗罐子
使用洗衣机	分类并码放盘子
使用烘干机	装填调味品容器
折叠衣物	上菜
垃圾分类回收	使用收银机
整理床铺	**独立功能**
仓库/仓储技能	准时到岗
摆放和重新上架	休息后按时回岗
扫描	知道时间表的变更安排
搬动或抬起货物	组织工作材料
贴标签/标价	遵守日程安排
职业特征	跟随视觉化的核对表和指示
耐力（日耐力和周耐力）	遵守安全规定
任务的持续时间	对工作职责的优先处理能力
注意力分散程度	个人卫生、衣着
在不同任务间转换的能力	钱财管理
在不同任务间的移动能力	交通能力

如表 11.1 所示，评估通常还会涉及各种特定职业所需的技能，这些职业包括但不限于：文秘技能，食品制备和家政技能，园艺和景观美化，与储藏、包装、分类、组装和拆解活动相关的技能。工作辅导员在评估 ASD 人士在这些活动中的功能表现时，特别需要留意的是他们独立完成任务所需要的视觉支持的类型和数量。

除了技能水平外，还需要评估那些能够保证 ASD 人士在工作地点完成任务所需的特定行为。例如，ASD 人士从一个工作区域转移到另一个区域时，能否保持注意力而不分心？ASD 人士是否能够根据工作要求在不同的工作地点进进出出？ASD 人士的感觉问题，例如对灯光、噪声的某些反应，以及引发分心的物品，都需要给予重点观察。另外，很重要的是需要观察 ASD 人士制造出来的某些噪声以及展现的某些行为表现，这些会影响到他的工作同事。其他的职业行为，例如准时上下班、遵守工作安排、耐力、注意力分配、任务转换能力、工作质量、生产效率、自我监督和错误纠正等能力，对工作类型的安排、提供支持的形式以及工作日的安排等都会产生影响。我们编制的《TEACCH 转介评估量表》（TTAP，即 AAPEP 的修订版），对支持性就业的评估过程有更为详细的论述。

在评估过程中，另一个重要的内容是收集 ASD 人士以前的工作历史信息，例如以前是否受雇过，曾从事过怎样类型的工作，工作持续了多长时间，员工、家人以及雇主对于终止原先的工作各自有怎样的评论。这些信息有助于我们为 ASD 人士做出预测，知道他们要想胜任未来工作就必须注意哪些行为和问题，同时也能帮助他们完善其个人履历。在这个评估过程中，通过与 ASD 人士家人、护理人员，以及熟悉他们的人员充分交换信息，也能够让大家对他们的需要和兴趣增加更多的了解，从而为成功安置提供更多的机会。

首次非正式但全面的评估，通常需要约 60 小时的时间，实际时间当然要由 ASD 人士的沟通技能和社交能力以及需要考察职业场所的数量而定，范围在 25~80 个小时。评估其实是一项长期的活动，在 ASD 人士被安置从事某项工作后，仍需要继续进行评估。一个成功的安置既要考察 ASD 人士发挥自身功能的情况，也要考察工作的要求，这样才能传授给他新技能，也才能对工作任务做好必要的结构化布置。

岗位工种

到目前为止，支持就业项目已经成功安排了办公室或文秘、蔬果店、仓储、实验室、食品服务、看门和图书馆等多个领域的工作岗位。表11.2列举了在这些领域中可能的工作岗位。值得一提的是，普通员工不喜欢的工作岗位有时却对ASD人士很有吸引力。

表11.2　支持性就业工作的实例

办公室工作	标价
会计	收银
邮件收发室	扫描物品，改正价格
档案管理者	理货
图书馆	货品准备
薪金造册	**实验室工作**
数据处理/数据录入	运送动物
微型拍摄	清洗动物笼子
银行	混合动物饲料
办公室助理（文件整理、邮件投送、打字）	清洗玻璃器皿
	样本室管理
仓储	**卫生工作**
盘点货物	清洁工
托运与接收	洗衣房
礼物篮准备	食品服务
贴标签	仓库
包装编号	办公场所
零售店	杂货店
质量控制	学校
食品服务工作	养老院
流水线保养	宾馆
食品制备	**其他工作**
清洗餐具	景观美化
收银	动物护理
送外卖	汽车修理
餐饮服务员	艺术与手艺
分类并包裹银质餐具	复印机修理
杂货水果店工作	卡车司机
货品装袋	
货品上架	

办公室工作 / 文秘技能

ASD 人士能够成功地从事多种文秘工作，这个岗位可以发挥出他们注意细节、渴望把东西摆放在合适的位置上等强项。他们在学校里学到的一些技能，如简单的分类（颜色、形状、数字、字母等）在此能够转变为文件整理、邮件投送、编排目录，或将资料摆放在架子上等工作任务。他们学习掌握的电脑技能，可以从事数据处理、数据录入，或者图书登记等工作。很多 ASD 人士对精确度的兴趣让他们适合做许多办公室工作。但办公室工作也存在着大量的社会性因素，有很多弹性的要求，还有很多语言上的应对和需要判断的时候（例如，接电话或者前台接待），这些对于 ASD 人士来说，又是非常具有挑战的事。

杂货店工作

很多社区杂货店都愿意雇用没有什么工作经验的人员。我们在这种类型工作的安置上一直都很成功，因为这个岗位所需的技能与 ASD 人士的强项正好相匹配。这个工作岗位的任务包括将商品摆放在货架上，给商品贴上价签，扫描库存的商品等，这些任务都需要 ASD 人士发挥强项，而且都能用到视觉技术。虽然我们已经成功安置了很多 ASD 收银员和装袋工，但是这些工作仍存在不少挑战，因为该环境里有大量的社会交往，而且压力会随着工作时间的增加而变大。

仓库 / 理货工作

打包、贴标签、整理存货清单和拆包装等工作都可以匹配 ASD 人士的强项。在这些岗位上出现问题的情形，往往都跟他们在调整包裹的大小时难以做出最佳的灵活调整有关。这里的很多活动都会在嘈杂的环境中开展，因此需要将过度刺激降低到最小，并引导 ASD 人士将注意力最大限度地集中于自己的任务上。

实验室工作

在研究机构里的很多工作也可以与 ASD 人士的视觉强项和兴趣相匹配，而且这里没有挑战性的社会环境因素。很多实验室的工作环境不存在频繁的社会性干扰，大量的活动都可预知，对工作人员的要求也是要能够注意细节。

食品服务工作

快餐店对于ASD人士来说通常并不是很好的工作场所，因为那里工作节奏太快，工作人员的变动也频繁，每个员工必须做多项工作，而且工作环境比较拥挤。但是，在其他餐饮服务场所中有适合他们从事的工作。大型的餐饮服务场所，例如医院、养老院、大学、大公司，或者大型场所内的自助餐厅，通常能够提供特殊的工作岗位。此外，大型餐饮场所需要较长时间的食材清洗和准备工作，这些工作都适合ASD人士的特性。

卫生清洁工作

ASD人士在卫生清洁工作上有很多优势，多年来他们居家和在校干预时所学习掌握的技能可以用在这项工作上。但是，这些任务需要他们能够判断物品是否达到干净的标准，而这对ASD人士来说有困难。专为这些工作场所而开发的视觉系统，可以帮助他们按照一定的顺序和组织来完成任务，帮助他们清楚何时任务算是完成了。卫生清洁工作的一个优势就是其工作场所中没有不可预知的社会交往。

其他工作

如果单纯根据ASD人士的技能和兴趣，是能够创造出很多其他的工作机会的，限制的因素往往来自社会偏见以及对工作时间的要求，而并非ASD人士缺乏某项特殊技能。

职位开发

职位开发从评估期间就开始了，评估过程中会收集ASD人士及其家庭的各种信息。除了获取他们的相关技能和行为资料外，还有必要了解他们及其家庭的需要和工作经历。例如，哪种类型的职业他们从未考虑过？是否存在挣钱多少这样的经济问题？在与ASD人士进行访谈中，需要了解他最渴望和最希望的工作环境是怎样的，让他写出新工作中最喜欢的5件事情，再让他写出最不会喜欢、希望避免的5件事情。先前的工作经验在这项访谈过程中对他们很有帮助。通过与ASD人士及其家人的访谈，工作辅导员就能够帮助他们填写合适的履历表进行求职。

职位开发过程的下一步是挑选可能的工作岗位。其中重要的是，目标岗位的工作环境里其他人员和任务要求都需要比较稳定，人员或者岗位要求的频繁变动不适合 ASD 人士，因为他们对自己的活动需要可预知性。工作场所中的领导和同事对存在异常行为的 ASD 人士能够真诚接纳，这是最基本的要求。在生产任务上，优先考虑哪些任务要求平稳缓和的岗位，避开那些波动弹性较大或者追求速度的岗位。

要寻找到可能的工作岗位，工作辅导员需要挖掘各类经典资源，例如新闻/分类广告、临时机构、互联网和个人关系。对于和普通员工一起工作的岗位，个人关系和雇主的推荐（雇有 ASD 人士的雇主向我们推荐另外一个雇主）往往成功的可能性更高。

支持就业项目的工作辅导员发现，与有意向的雇主当面沟通，而非只靠电话尝试联系，成功的可能性会更高。争得有意向的雇主允许，向他们分享 ASD 的相关知识，通常会很有帮助。ASD 人士希望每天都以相同的方式从事工作，不乐意花时间谈论与工作无关的话题，也不乐意谈论社会性的话题，他们通常对自己的工作很投入，甚至生病了都不愿意耽误工作。这些特点对于正想寻找勤劳工人的雇主来说，都是明显的优势。

对 ASD 人士的面试，要根据他们的沟通技能和喜好而有所不同。如果公司规章允许的话，我们鼓励有能力的 ASD 人士参加工作面试，并且带着工作辅导员和他们一起面试。ASD 人士通常在某些方面需要指导，例如，面试时应该如何穿着，能带什么物品，不能带什么物品。对于口语沟通很少的 ASD 人士，我们会努力安排出一个工作演示时段，而不是仅局限于一次交谈式的面试，这样他们就有机会向雇主展示出自己的技能。

工作辅导员会与 ASD 人士一起工作，完成整个工作试用期，并协助讲解他们工作中出现的各种"红色警示"情况，这些情况可能是雇主最为关心的。

视觉结构化

TEACCH 项目的一个独特之处就是充分应用视觉提示策略来增进 ASD 人士的独立性，改善其工作表现。如前文所述，已有的研究表明，时间表的应用、任务/活动系统和视觉指示，能够在工作流程中改善任务转换，增进独立性，并有利于在不同工作场所中泛化技能，此外还能够减少不当行为（Mesibov, 2002）。

有必要的话，需要对工作场所的环境做结构化调整，以提供清晰的视觉和物理边界，或者将那些会让 ASD 员工分心的环境因素减到最少。在某些工作场合，这可能意味着需要为 ASD 员工标出一个明确的区域，供他们休息时专用。对于有些 ASD 人士，有可能需要重新布置他们的工作空间，以便集中他们的注意力，避免被可能的分心因素所干扰，或者尽可能地减少其他人员进出 ASD 人士工作地点的机会。

在一些工作场所，可以将时间表（告知 ASD 人士应该在何处）与任务/活动系统（专门告知 ASD 人士应该做什么、做多少、何时算完成了，以及接下来该做什么）结合起来，简化制成一份"任务"列表。这些系统所采用的视觉线索，应选择最适合 ASD 人士理解能力的类型（文字指示、图片、物品等）。在有的工作场所，工作辅导员会制作出每日活动的模板，上面包括工作、休息、午餐、回家等的时间，并预留下空白，由岗位领导填入每天的特定工作任务。可能的话，应该将这些视觉提示系统并入雇主原有的工厂指示系统中去。在实际工作中，一些雇主发现，工作辅导员为 ASD 员工创建的视觉系统对普通员工也很有帮助。

工作场所结构化的关键之处在于如何利用视觉提示来指导 ASD 员工完成指定的工作。这些提示帮助 ASD 人士了解如何操作，遵循怎样的顺序，以及何时停止。工作辅导员会努力建立好最具体、最简单、最能与现场协调的环境，以及能够长期使用的视觉指示。根据 ASD 人士、任务和工作环境的不同需要，视觉提示的类型也有很大的差别。有些 ASD 人士需要视觉提示来了解自己该如何完成某项任务，或者需要靠图表来标明步骤顺序。例如，在图书馆里按照杜威十进制图书分类法为开本大小不同的各种书籍制作标签，给仓库里包装箱运送的步骤写出说明，在洗衣房内标示出操作步骤。可以将这类图片提示夹在工厂设备的说明书上面，或附在花房的种子袋上，或贴在厨房，指导将餐具放入烘干机的操作。有些 ASD 人士需要更为形象化的学习方式，对他们可以采用立体夹具或者"裁剪"模具，帮助他们在烘焙岗位上称取适量的黄油，或者在种植岗位上包装准确数量的种子。

对于有些工作和有些 ASD 员工，实现结构化则需要更为具体的组织策略，以帮助他们使用材料和集中注意力。这些策略包括使用容器来组织工作材料，例如在清洗用品的工作中提供篮子或水桶。可以使用许多方式将 ASD 人士的注意力局限于特定区域内。例如，在景观美化工作中，可以使用交通锥形桶标出应该在哪里收割，或者用圈绳标明在何处需要锄草或护根。彩色标记、高亮标记或标签标记也是有效的方式，能够提醒 ASD 员工注意到那些醒目的工作材料。

沟通技能

视觉系统为 ASD 人士提供的只是接受性沟通的辅助，帮助他们理解他人的期望。但要想成功就业，ASD 员工的表达性沟通技能就显得非常重要。ASD 员工需要让岗位领导知道自己有时候并不清楚该做什么，或者有时候并不理解某个命令。ASD 员工还需要知道如何通知别人自己完成了某项任务，或者告知别人自己缺少工作材料或拿错了材料。对 ASD 员工来说，更为困难的是知道何时以及如何去申请病假或要求休假。沟通技能也会对同事之间的关系产生影响。

TEACCH 的沟通方法（参见第六章"沟通"）对于支持就业项目中的 ASD 成人同样适用。为了便于工作辅导员确定出适用的沟通系统（语言、文字、图片等），并对 ASD 员工的沟通内容和功能做出分析（提出要求、分享、传递信息等），需要对他们在工作过程中的自发沟通能力加以评估。根据这样的评估，工作辅导员就能帮助 ASD 员工建立一套沟通系统，满足他们工作时的需要。

整套的工作沟通系统也会包括求助系统。有一些 ASD 人士只需要全部采用文字提示就可以，比如备好文字说明"如果你需要帮助，请向岗位领导提出"。有些 ASD 人士则可能需要更为具体的指令，比如"如果你用完了材料，或者打破了某件东西，就去问某某某"。更为形象化的视觉策略可以包括，给 ASD 员工一张工作辅导员或岗位领导的照片，以及工作材料的图片。当 ASD 员工需要使用某种工作材料时，就教他将该物品的图片放置在岗位领导或工作辅导员的照片上，并把卡片递给岗位领导或工作辅导员。对于不知道自己完成某项任务之后该做什么的 ASD 员工，工作辅导员可以制订出一份由图片或文字标示的表单，指导他们在任务完成后按照表单继续开展另一项活动。

对于说话能力较好的 ASD 员工，可以为他们编写一个电话剧本，当他生病时，就可以按照这个剧本的内容来给岗位领导打电话告假。与之类似，还可以将这类文字表单或者对话剧本作为提出请求的手段，来要求暂停工作。

在社交过程中应用好沟通技能，对维持就业非常重要。工作辅导员的任务之一是教会 ASD 员工能恰当地与同事们打招呼。工作辅导员还需要向其同事做好讲解工作，让他们了解如果 ASD 人士未做出欢迎举动或没有目光对视并非故意无礼，那些表现只是 ASD 特征的组成部分。在休息时间里 ASD 员工与同事或顾客的交往，可能是就业过程中最具有挑战性的难点，而这中间出现的问题却很容易导致他们失去工作。社交故事、社会规则和社交脚本等手段，都可以用来教会 ASD 员工应该在何处、何时与何人沟通。对于那种话痨类型的 ASD 员工，也可以运用这些方法来教他们把握哪些话题可以谈以及应该谈多久。时间表通常也是很好的帮助形式，它能让 ASD 员工知道在什么时候才能够开始谈论那些自己偏爱的重复话题。还可以使用"问题卡"来提醒他们，让他们清楚自己在一天之内可以拥有的重复性提问的次数。

社会和娱乐活动

TEACCH 的支持性就业项目之所以取得成功，部分原因是基于这样的事实：一个人在工作中的出色表现和满意程度仅仅是他个人生活中一个组成部分。一个人要想在工作上取得成功，那他在生活中的其他方面也必须至少达到足够的水准。TEACCH 的工作辅导员必须考虑 ASD 人士的生活情况，尤其要考虑他们的社会活动和娱乐休闲的方式。ASD 人士需要有完备的（基于他们自身的判断）社会性发泄渠道，需要在工作之外有活跃的娱乐追求，这样才能让他们在工作时更为专注、更为平静。

社交小组（参见第七章"社会技能"）是支持就业项目的一个重要方面。小组每个月会有几次聚会，ASD 人士和工作辅导员会一起参加。这些社交小组的作用之一就是为 ASD 人士提供社会性活动，这也能为工作辅导员创造一个日常机会来观察自己带的 ASD 员工，考察他们的生活情况，并询问他们工作上的问题，从而为他们提供定期的、长久的有效支持。

项目评估

在 TEACCH 支持就业项目启动之后的 13 年里，共有 218 位 ASD 成人被安置在社区的 298 个工作岗位上。截至 2002 年 1 月，他们的平均工资是每小时 6.65 美元，跨度范围从 5.15[①] 到 16.65 美元。他们每周平均的工作时间是 22.5 小时，跨度范围从 4 到 56 小时。

---

① 译注：根据美国劳工部的统计数据，2002 年，美国本土最低时薪为 5.15 美元。

从 1997 年至 2002 年，ASD 人士得到安置之后 6 个月的保留率为 89%，12 个月的保留率为 85%。有些情况是由于工作场地撤销、ASD 人士搬家以及 ASD 人士选择了另一份工作等原因，如果将这些因素考虑进去，上述的保留率更高，6 个月为 96%，12 个月为 94%。

本章小结

TEACCH 最初为在诊所和教室的 ASD 儿童提供评估和治疗技术，如今已经成功地延伸到了为成人服务，它帮助成年 ASD 人士最大限度地尽其所能，在居家场所和职业场所中独立地展现出自己的能力。凭借对孤独症文化的尊重，凭借结构化教学技术的应用，凭借与家庭、其他机构、雇主等各类社区人员的通力合作，TEACCH 项目能够帮助 ASD 成人从事有意义的工作，并让他们享受自己的个人生活。

第十二章 师资培训

简介

有着全面而周密规划的 TEACCH 项目，以及其他面向 ASD 人士的综合性服务项目，其服务目标不仅针对 ASD 人士，同时还应该包括他们的帮助者。事实上，我们通过种种举措早已扩展了 TEACCH 的服务范围。我们的服务对象不仅有 ASD 人士，也包括了他们的父母、老师、同伴、入户服务工作人员、职场雇主等。干预的场所也在扩展，从早期与外界相隔的临床诊所，到如今已经扩展到了整个社区。在 ASD 人士的日常生活中，总有可能遇到那些很少或根本不了解 ASD 的人，而由于孤独症知识的宣传不足，有些公众至今仍对 ASD 持有狭隘落后的看法，甚至有的人对 ASD 的了解仅仅来自影视作品或八卦媒体中一些似是而非的印象。在现实社会中，ASD 的相关知识在公众传播中存在很多问题，资讯模糊，知识陈旧，甚至有些会产生严重的误导。TEACCH 项目中的一项重要任务就是普及知识，帮助公众去了解这种令人费解的发育障碍，认识到社会、个人和教育对 ASD 人士的重要意义。那些缺少心理学、特殊教育学或儿童发展等方面正规培训的人，非常需要了解这些知识；即便经过专业培训、比较熟悉 ASD 的人，也同样需要与时俱进地了解这个领域中的最新进展。本章将讨论师资培训方面的问题，介绍 TEACCH 在此方面开展的实践工作，我们曾为帮助 ASD 人士的各类专业人员做过在职培训。

教师培训项目

概述

随着研究的不断进展，以及对各种教育方法评价报告的发表，我们对 ASD 的理解也与时俱进地发生着变化。一位经验丰富的老师说，她 30 年前最初接受培训时，了解到 ASD 是由父母引起的，要想帮助 ASD 儿童就必须把父母从家庭里拉出来（Bettelheim, 1967）。即便最近，也仍有老师在培训课中听到 ASD 学生"无法测试"的说法。另外，目前阿斯伯格综合征诊断的扩大化，也让许多特殊教育和普通教育老师对这类学生的教育方向与教学技术深感困惑。可见，向教师们提供 ASD 领域中最新、最实用的知识，也是教师培训课程的必要之处。然而，由于评估各种培训课程的严谨研究很少，一些比较成功的培训项目也缺乏详细的公开资料，因而，即使在专业文献中，对于如何开展师资培训也没有一致性的结论。本章将总结一些教师培训的关键点，突出讲解那些能够给学校教室带来可喜变化的培训要点，然后还将详细描述 TEACCH 开展教师培训的一种模式。

一般性问题

目的

制订专业培训计划的第一步就是要明确课程的培训效果。专业培训课程最终的效果当然是为了促进 ASD 儿童的教育，但要实现这个目标，一项培训计划就必须先要明确，老师接受了培训之后会带来怎样的变化，这是培训课程设计的重要依据。培训的基本目标是要保证接受培训的教师对所学的干预方法感到满意。但是，这并不是培训的唯一目标，而只是让接受培训的老师有动机、有能力去学习应用新技术的一个先决条件。另一个同样必要的培训目标是，要让接受培训的老师获得实实在在的新知识，这些新知识能给他们带来信念与态度上的变化。我们会在一些培训课程中描述有关 ASD 的最新观点，讲解分析 ASD 行为的最新方法。例如，TEACCH 项目在培训课程中会更多地讲解问题行为背后的潜在功能，而不是单教那些照本宣科式的某些行为矫正技术（Anderson, Albin, Mesaros, Dunlap & Morelli-Robbins, 1993; Schopler, Mesibov & Hearsey, 1995）。如果培训课程能够让接受培训的老师转变自己的态度，那么就可能让他们的学校或者干预计划的理念随之发生改变（Fredericks & Templeman, 1990）。我们期待这种虽然显得雄心勃勃但却完全有可能实现的培训效果。

有很多培训课程追求传授最新的实用技术。例如，曾有人（Dyer, Williams, Luce, 1991）描述过一个专为教师培训设计的项目。传授新技术是一个容易观察到效果的任务，只需要看教师是不是学会了使用这项新技术就行了。但是有很多专家都对此表示怀疑，认为更重要的问题应该是："当培训结束后，教师能否在回到自己的学校时仍然运用所学的这项新技术？"（Joyce & Showers, 1995; Whelan & Simpon, 1996）不多的几项研究对此给出了令人失望的结论。肖沃斯（Showers, 1990）根据自己的经历和研究发现，以传授技术为主的培训课程，其结果往往是，老师一回到自己的班级后就完全不再应用了。她还注意到，即便老师在培训期间很有热情地练习新技术，可是将培训中的技术移植到自己的班级里却绝不是一个自然而然的过程。这些现象清楚地表明，培训课程最为首要的目标是要运用所学的知识和技术并坚持下去。如果这个目标实现不了，那任何培训课程就谈不上效果。

成本效益分析

由于所学技术得到应用的比例不高，所以在制订培训课程时，需要明智地进行成本效益分析。授课老师需自问："培训给上课的人带来的那些变化，是否值得花那些时间和资源？"培训课的价格都不便宜，去参加培训的学校应该清楚这些，其中的费用可能包括：场地费、讲师费、服务费、材料费和茶点费；如果距离较远还会有交通费和住宿费；参加培训者若需要离岗，那还要添加顶班老师的费用。在培训期间的诸多因素，如参加者到培训地点的距离、每次接受培训的人数、授课老师的薪酬等，都会影响到培训成本。高成本的培训课程要想物有所值，就必须让培训内容得到充分的运用。可见，培训的目标之一就是要得到一个合适的成效比，这样才会给培训课程带来积极的压力，有利于让培训效果显现出来。

地点

采用现场培训的方式，还是非现场的培训，两者的好处都能找出具有说服力的证据。对某个培训项目来说，应根据需要决定它的合适方式。将培训地点固定在接受培训的学校中，那么受训老师离岗的时间可以最少，并免除了差旅时间和费用。在现场培训中传授最有针对性的技术，可以增强培训内容的贯彻和应用效果。培训授课者可以直接观察现场的具体情况，例如班级的大小、教具资源、师生比等，这些都会影响到培训技术的应用。例如，如果授课内容是与学生开展一对一互动的技术，那么就需要较高的师生比，或者要有个合理布局的教室，才能让一些学生在与老师一对一互动时，其他学生能够独立地活动。培训授课者要清楚干预场所的情况，在培训授课中充分考虑到现场的特点。现场培训的另一个优点是能方便接受培训的人。在培训过程中，可以将学校的工作日程整合进去，这样就可以减少培训对日常工作的影响。此外，现场的老师往往对在休息时间里安排培训的做法不大反对。

另外，非现场的培训能减少干扰，消除分心。培训与教师的日常工作完全分离，可以让他们集中全部精力参加学习。此外，非现场培训通常更便于实施，可以让来自不同学校，甚至来自不同州的人集中在一起参加培训。参与培训的人数多能够带来更大的成本效益，甚至可以降低费用。再有，远途而来的参加者会更珍惜培训，更希望获得有价值的学习。如果来的老师和所在学校正在努力争取这种培训机会，那么他们更会力争确保自己参加培训的效果。非现场培训的另一个优势是，可以将众多的参与者分成几个小组，小组内的人可以一起学习，开展分享活动。这种小组学习提供的实践，能创造出各个学校努力营造的团队合作氛围。

培训时间

培训持续的时间通常根据成本效益分析来确定。培训项目既要传授尽可能多的知识，又不能过多地占用他们的离岗时间。如果一个培训课程的费用过高且时间过长，那么即使它很有效，学校也很可能不愿意开展。但是，与学校建立长期合作的培训课程会比短期的课程更有效，更有利于在教学实践中充分落实所学习的技术（Reichler et al., 1996）。有人（Anderson et al., 1993）曾建议，在培训的初期，授课时段可以安排得密集些，后期的安排可以分散开，以便让教师有更多的自主性。

哪些人应该接受培训

通常情况下，培训的对象都是带 ASD 学生的教学老师，但有时培训对象也不仅限于教师，还包括其他接触 ASD 人士或者为教师提供支持的校内其他工作人员，那么，这类培训涉及的内容需要扩充很多（Anderson et al., 1993）。在设计此类培训课程时，要考虑适合于各类接触 ASD 学生的人，包括学校主管、言语和语言治疗师、作业治疗师、心理学专家、校外陪护人员以及其他教师。在这种方式中，应建立起一个相互帮助的共事网络，实践新掌握的技术，解决遇到的问题，评估新技术的应用情况。另外，如果培训中传授了可以普遍应用的技术内容，那么校内工作的其他各类人员就都应该根据自己的情况，在自己的工作范围内充分地应用这项技术。乔伊斯等人（Joyce, Showers, 1995）曾建议建立起一个校内员工系统，以提供全方位应用新技术的支持和指导。

有些培训课程需要考虑教师的年龄对新技术应用的影响。有趣的是，到底年轻的教师还是年长的教师更愿意实践新学的技术，并无定论。费弗尔等人（Favell, Favell, Riddle, Risley, 1984）认为，对年轻教师的培训在效果上更浪费成本，因为比起老教师，年轻教师接受培训之后会更有可能离开这个职业。不过与此相反，兰戈内等人（Langone, Koorland, Oseroff, 1987）则认为，年长的教师由于长时间运用以往的教学方法，因而他们学习新技术的兴趣会更低些。另外，年长的教师更需要更新 ASD 的相关知识，他们进入这个职业领域越早，就越可能带有陈旧过时的观念。

教师的态度会比他的年龄更能影响到培训的成效。乔伊斯等人（Joyce, Showers, 1988）曾访谈调查过一所学校里接受培训的教师，对其成长进步的各项影响因素做了评估，这些因素包括专业培训班、游戏活动、业余爱好、与其他教师的专业讨论、与其他教师建立师徒关系等。他们按照教师对追求成长机会的意愿强度，划分为 4 个"成长状态"：饥渴者、主动者、被动者、犹豫者。这 4 种类型反映的是一个连续的状态。"饥渴者"会独立地寻找职业发展的机会，如专题培训和讲座以及文献书籍。处于连续状态中间部分的教师，则在有机会时就乐意参加，但只是在被要求的情况下才去。"犹豫者"则是在提供了学习机会时也不愿意参加，不想从中受益。该研究中的大多数教师（70%）是"被动者"，他们倾向于同伴做什么，自己就跟着做什么，而不是根据自己的意愿去寻找机会主动参与未被要求的学习。这些"被动者"虽然在要求下大多能配合地勤奋学习，但是他们并不愿意去实践应用学到的任何新技术。找到有效的方式，让所有接受培训的教师都能应用新学的技术，这一点的重要性在这项调查中突显出来。

授课者的培训

许多培训项目在培训老师的同时，其实也在培训日后的培训授课人（Anderson et al., 1993; Peck, Killen & Baumgart, 1989）。这样做能事半功倍地减少时不时地开办单独培训课程的必要。这样做的话，未来接受培训的人就可以在自己熟悉的环境中学习进步。今天接受培训的人，就是明天的指导老师，是未来接受培训人员的授课者。未来接受培训的人员，可以通过观察现在接受培训的老师在现场的操作来学习新技术，并在近距离的督导之下，逐渐地担负起某些培训任务。

培训形式

有了上述几项考虑之后，培训项目要面对的任务就该是确定合适的具体形式。最需要考虑的是，培训的形式应与受训人员现有的能力和工作相一致，因为没有哪一种培训形式可以满足所有人员的培训目标。多种形式的融合也许更能适应不同受训人员各自的学习风格。这样做还能让授课老师以不同的方式讲解同一个知识点，避免重复感。

讲座

由经验丰富的老师、管理人员或本领域的专家做讲座是一个有效的培训形式，可以让大批学员在短时间内获取高信息量的知识。通常，讲座和同时发放的学习材料可以向学员讲解新技术背后的理论知识，或者提供相关的研究资料。但学员是否该在理论学习上花费太多的时间，对此的认识并不统一。有些人说学员不会用到所学的理论，他们更乐意学习实战的经验和技术（Schumm & Vaughn, 1995; Smith & Smith, 1985）。学员自然都更重视学习那些易于操作的具体技术，但是具体的技术在应用中未必能轻易地适应于各种新的情况。只有理解一个项目的观念和理论，才有可能深入领会这套理论各种可能的应用，才能够自如地根据具体项目开展创造性的工作。由于ASD人士存在复杂的个体差异，老师所面对的挑战往往是一个在别的孩子那里从未遇到过的行为。

手册

书面的操作指南和手册很有用，它提供的资料可供受训学员安排自己的学习进度。手册可以长久保留，便于需要时随时翻阅。只需要一份手册的培训课程，不需要太大的经济成本，也不需要学员远途奔波参加培训。但是，单独使用手册的培训很不充分，因为接受培训的学员无法提问或者证明自己对技术的掌握程度。此外，光有手册也无法提供现场实践、互动反馈以及教学指导等下面介绍的这些很有用的培训形式。

演示

演示是一种很有价值的教学方法，它能很好地弥补讲座式培训的不足。视频或现场演示可以不受学员文化程度的影响，与讲座相比，很多学员更有兴趣收看更为直观的视觉信息。观看一位经验丰富的授课老师的操作，是将理论讲义转换为实战技术的很好方式。授课老师通过现场与 ASD 儿童的互动，可以即时地根据具体情况，向学员演示有针对性的技术操作。研究人员公认演示是最佳的培训方式，它最为接近真实的生活实践（Joyce, Shower, 1995）。有的培训项目甚至是在真实场所里进行演示，也有的培训项目会安排学员跟着授课老师为同一个 ASD 学生上课（Anderson et al., 1993; Reid, Parson & Gree, 1989）。

练习

莫尔曼等人（Mohlman, Kiestead, Gundlach, 1982）认为有三种常见因素会阻碍教师应用培训中学到的技术：不相信培训项目的理念；认为取得收获需要付出的花费和努力太大；缺乏将理论付诸实践的能力。在培训项目中加入实习课程，将有助于学员克服这三个阻碍因素，让学员体验到自己对新技术的需求，体会到培训的效果，明确了解日后的应用会遇到哪些困难和具体花费，而且可以在培训老师的指导下，对自己的实践有更多的泛化练习。研究表明，实习课程是教师培训项目中必要的组成部分。讲座、手册和演示只是让学员对培训内容的被动接受。应允许学员在练习时融入自己掌握的其他方法，这可以让他们在学习过程中更为活跃。

在培训课程中，可以有很多种非常有创意的方法来引导学员练习所学的技术，这些方法对真实的学校环境的模拟程度不一，所需要的费用也不同。与真实生活距离最大的方式是假设状况下的技术应用，或者讨论书面教案。西加富斯等人（Sigafoos, Kerr, Roberts, Couzen, 1994）是先通过讲座和资料发放向教师讲解新技术，随后要求教师以各自的方式将这些新技术用在自己的学生身上，然后，培训授课老师做出评估并给学员提出反馈建议。有的培训项目会采用角色扮演的练习方式，让学员相互扮演 ASD 学生进行模拟练习（Joyce, Showers, 1995）。学员反映说这种扮演练习，无论对自己还是对其他学员都有很大的帮助。不难理解，让老师自己站在学生的位置上，会让他对方法有更清晰的领悟，还能加深对 ASD 学生的理解。阿达玛等人（Adama,

Tallon, Rimell, 1980）曾经分析过某个智障康复机构在经过一周的培训后应用正强化技术的情况。他们比较了讲座和角色扮演的两组训练形式。通过讲座形式学习技术的学员，培训之后马上就会大量运用正强化技术，但这种运用很快就持续走低；通过角色扮演方式练习技术的学员，在培训之后同样增加这项技术的运用，而且他们后来还一直稳定地运用着此项技术。

如果上述那些练习新技术的方法有效，那么贴近真实生活的练习也就自然会更为有效。有些培训项目要求教师对自己的学生练习运用新学的技术（Peck, 1989）。琼斯等人（Jones, Bender, Mclaughlin, 1992）让学员就所学技术给自己制订出一个研究计划，一边学习这项新技术，一边评估自己应用该技术的效果。这个培训项目通过向老师传授技术，证明他们有能力管理学生的行为，从而降低普通学校中特殊学生的转学率。培训的开始阶段是关于行为干预技术的讲座，例如正强化技术和应急方案的制订。在培训项目的实习课程部分，培训者教学员学习如何收集学生问题行为的数据。例如，一名学员将问题学生的自由活动时间与他在课堂上能够保持安静的时间挂钩，如此成功地减少了该生乱讲话的干扰行为。接受培训的老师成立小组，定期会面，讨论目标行为的数据收集、干预技术的泛化应用，以及评估彼此在运用新技术上的进步。这个培训项目结束时，16名参加培训的老师中有12名成功地改变了自己学生的问题行为。

练习有很多优点。在与ASD学生相处过程中进行操作练习，要比角色扮演的模拟练习能获取更多的实践信息。新技术的实践会引出讲座这种培训形式无法触及的问题和知识。再有，培训的指导老师可以通过观察学员的练习情况来检验他们的技术掌握程度，从而确定哪些技术或者哪位学员需要给予更多的讲解和练习。实践是学员真正掌握了新技术的最好证明。不做练习的培训方法只能证明学员掌握了知识，但不能证明是否掌握了操作技术。舒姆等人（Schumm, Vaughn, 1995）特别指出，如果学员在练习中能运用新学的技术，那么他们就更乐意把这些新技术应用到以后的工作中去。

推动并维持技术的实施

经过一段时间的充分培训之后，无论指导老师，还是接受培训的学员，都会胸有成竹地认为学校教室里接下来会有新的变化。这种变化往往会发生。可是，再过一个学期呢？再来一批新学生呢？培训过去五年之后呢？当某一天遇到糟糕情况而教师身边又没有专家指导时，又该怎么办？遗憾的是，这些问题几乎没有答案，因为尚没有人开展这样的研究，但是，新观念、新技术的持续应用，其重要性怎么强调都不过分。因此，培训项目中应该包含推动实施和维持应用的机制，而不能简单地以为，只要学员喜欢新技术他们就一定会使用它。

培训项目要设计出追踪方案，通常就应该思考是什么原因使学员返回自己的工作班级后就放弃运用所学的技术。如果当初的培训项目本身没有问题，接受培训的老师也掌握了培训的技术内容，而且也相信培训课上讲解的理念，那么在实践应用中出现这个问题，必定是学校的环境因素所致。培训后回到学校，行政管理部门可能没有为教师开展新技术应用而配置好相应的资源。或者，老师没了学员相伴，有了孤单感，身边不再有人一起讨论技术和分析问题。还有可能，接受培训的老师遇到的学生与培训实习时不一样，而难以应用所学的新技术。有的时候，老师突然遇到的某个学生，所学技术无法对该生立即见效。这些都会令他们认为学到的新技术不适合眼下的需要而轻易地放弃了。尽管充分的实习或者现场的培训会有助于解决这类问题，但是，建立追踪联系制度仍是一种非常有效的补充方案。

追踪与评估

含有追踪部分的培训项目通常会让学员在培训之后几周开展完全独立的工作。亨尼等人（Henney, Strong, 1993）描述了一项培训：初期培训时间安排为至少五天，追踪部分的时间安排为两天或以上。在他们的研究中，按照这样时间安排的学校，与采用较短的初期培训时间而追踪时间更长的受训学校相比较，较长的初期培训时间的项目可以让受训教师获得更多的知识。虽然亨尼等人评估了培训技术的应用程度，但遗憾的是，他们并没有报告这方面的结果。他们仅推测，学员在尝试应用新技术之前，需要更扎实的知识基础。含有追踪方案的多数培训项目，都力求教师在接受初期培训之后在自己的班上直接开始新技术的应用，稍后，教师再返回培训地点，接受追踪咨询，或者培训者可以观摩学员的班级，提供直接反馈。不管哪种追踪方式，都能解决实际问题并持续改进所学的技术。此外，如果学员不能够应用培训中的任何内容，都应该回头复习并加以调整，这样才能满足每个学员的需要。

史密斯等人（Smith, Smith, 1985）报告说他们的追踪方案非常有效，但对该结论也需要谨慎地看待，因为他们的报告并非是严谨研究的结果，只是基于自己的猜测。他们的培训项目目标之一就是培训后的实践应用，可报告中并没有对此给出量化的测量，也缺乏统计学分析。史密斯等人在培训课程之后，让培训的授课老师督导学员去自己的学生那里实践所学的新技术。他们认为，如果不开展这样的实践，那么日后培训课程中仅有2%的内容能得到应用。佩克（Peck, 1989）对自己的培训项目做了一个小规模的研究，研究中运用了跨被试多重基线设计（across-subjects multiple baseline design）。他要求3名教师为自己的课堂工作录制视频，然后与培训指导老师一起回看，培训指导的作用不是提出建议，而是鼓励老师将自己所学的新技术针对某个学生的问题行为做出实践应用，如此促进了老师对新技术的运用，同时减少了学生的问题行为。不过，不做录像仅口头描述自己的应用情况也同样有效，而且更为经济。

也有培训指导老师指出，如果直接对学员的表现给予反馈，会令接受培训的教师不悦。因此，需要有所考虑的是，由于不喜欢被评估，这会导致老师尽量避免去参加那些有追踪方案的培训课程，从而降低参与培训的积极性。是否有跟踪评估，会影响到参与培训教师的表现。

辅导

乔伊斯等人（Joyce, Shower, 1995）对评估中出现的上述问题给出了另一种解决方案，他们提出一套叫作"辅导"的跟踪系统。在最初的培训结束之后，培训指导评估并帮助接受培训的教师在自己的班级中运用所学的技术。当教师的应用能力提高后，培训指导就离开学校，而该学员就变成同事们的辅导员。辅导的目标不是为了评估，而是为了让接受培训的老师对其他同事的技术实践进行观察，并分享自己的看法。乔伊斯等人认为这套系统与传统的评估方案同样有效，而且不需要对每位老师做评估，节省了培训时间。同时，这套做法能创造出团队合作的氛围。乔伊斯等人（Joyce, Shower, 1988）报告说，一份未发表的学位论文对培训课程的元分析表明，讲座、演示、练习、反馈以及学校老师的辅导等几种形式的有机组合可以获得最大的效应值（effect size）。根据教师对培训所学技术的应用情况，他们的培训项目计算得出的效应值为1.68，而如果单靠讲座形式，或者单靠演示的课程，效应值只有 0.5。

TEACCH 项目夏季培训课程

课程描述

TEACCH 夏季培训课程的举办地点有着宽敞的报告厅和现代化的教室。接受培训的学员来自北卡罗来纳州以及其他州，甚至有来自其他国家的教师。这种夏季培训班安排有为期一周的密集（40 个小时）课程，除了理论知识外，还有与之相结合的实践练习，两者在培训中同等重要。我们一共举办过 8 次这种为期一周的培训，每次培训 25 名教师。此后，北卡罗来纳州的教师可以得到 TEACCH 治疗师的现场咨询。治疗师还会去现场指导本州的教师，实践运用所学的技术，帮助他们处理难点，并且为每位教师进行个别化的技术讲解。接受培训的教师还可以参加为期 2 天的"2 月在职教师大会"，会议内容是实践方面的讲座和演示。

TEACCH 夏季培训的学员一半是教师，同时也会有很多的父母、管理人员、心理专家、言语和语言治疗师以及作业治疗师。TEACCH 在培训项目中设立"影子培训员"，他们跟随着培训指导老师，通过观察来学习。影子培训员出席所有的会议和培训课程，有时会在培训指导老师的督导下承担培训任务。影子培训员在之前曾作为学员接受过培训，这次跟随性的培训体验之后，他们将要成为正式的培训指导老师。

TEACCH 夏季培训课程结合了讲座、手册、演示、实践、反馈和追踪等多种形式。第一天为讲座，后四天的课程中分别有讲座、班级工作、小组工作。来自 TEACCH 中心的医生、经验丰富的教师和心理教育治疗师（psychoeducational therapists）给学员们做讲座，讲解 TEACCH 所包含的各种观点、理论基础及应用。讲座围绕着 TEACCH 中心的理念展开各项主题：ASD 的特征、评估、结构化教学、行为管理、沟通、独立生活和职业培训，以及社会技能和休闲技能（Schopler, 1989）。理论讲解是培训项目的一个必要组成部分，因为我们确信，教师只有理解了 TEACCH 方法的理论依据，才能完全地掌握它，并灵活地运用它。只有牢固地掌握理论，充分了解背后的理论依据，才能真正地领悟一项技术，进而提高学习的动机，在完成培训课程之后还能继续运用它。TEACCH培训中发放的资料袋补充讲解了培训中的其他内容。如此相互补充，手册资料既能给学员带来方便，同时又避免了单靠手册的培训局限。

  TEACCH的夏季培训课程中，将演示与学员的操作实习相结合。实践操作常被学员们视作培训项目里最重要的部分。接受培训的老师大都认为这部分最吸引人。学员会将三分之一到二分之一的时间花在一间示范教室里。会有5名程度不同的ASD学生参与实习操作，学员有4天时间会在示范教室里度过，每天都会与不同的学生一起工作。这些孩子不是学员自己的学生，这样更有利于所学技术的泛化应用。接受培训的教师在这里为4名不同的学生上课，实践学到的TEACCH技术，然后回到自己的学校，在自己的学生中应用这些技术。这种方法能够提高泛化应用的能力，让教师在面对各种各样的学生时都能应用所学的技术。教师的长期工作非常需要这种能力。

  四五个接受培训的学员分成一个小组，每个小组在教室里与1名学生开展实习工作。小组内成员不会变动，但每天与他们在一起参与实习操作的学生会不同，指导他们的TEACCH培训老师也会不同。在一周的培训课程中，每个学员都将随机地扮演特定的角色：教师、记录者、家长、沟通者，或者组织管理者。将实习内容划分为很多的"问题—处理"小节加以练习。培训指导老师先描述出一个问题，然后小组成员合作设计一项处理该问题的干预任务，接着对一个孩子实施这项干预任务，并观察学生的反应，然后，接受培训指导老师的反馈意见，对干预任务做出调整，并再次对这名学生实施经过调整的干预任务。每次练习结束时，会有一个小时的小组讨论，让每个学员分享自己的体验和观察。

  TEACCH中心还会根据需要为北卡罗来纳州的教师提供跟踪咨询。咨询师将考察学员的教室，观察他们各项技术的实际应用，给出必要的反馈意见。与培训课程时的小组指导相比，咨询服务可以被看作更具个别化的培训机会。此外，咨询服务能够帮助教师更具创作性地在自己的学校里应用所学的新技术。考虑到教师有可能对评估自己表现的反馈意见感觉不快，咨询师会尽量淡化这类反馈意见，会更着重地向教师提供自己丰富的经验，帮助他们解决问题，并鼓励他们应用当初在培训时所学到的技术。

研究发现

北卡罗来纳大学教堂山分校的格林德斯塔夫在其硕士论文和博士论文中考察了 TEACCH 夏季培训课程的效果（Grindstaff, 1998, 2000）。该研究中有 101 个教师样本，他们都接受了为期一周的夏季培训，填写了调查资料。与他们培训前的知识相比，以及与对照组相比，他们所掌握的 TEACCH 原理和方法方面的知识增加显著，且维持至少 6 周（追踪期间的样本数 N=96）。根据这些学员在书面虚拟情境的测试中的表现，可以发现他们对结构化教学原理的使用，与培训前的水平和对照组相比，显著地提高了。

本章小结

凡师资培训项目都会有各自不同的组成内容，接受培训的教师也会有各自不同的需求，因此，培训项目不存在绝对的完美标准。对培训项目进行评估，这类严谨的研究很有必要，能够帮助我们确定出那些优秀的课程，让培训内容获得最大限度的实践和持久的应用。但是，即使我们非常清楚应该如何根据各种因素来设置最有成效的培训课程，也仍会有许多其他的重要因素需要考虑。学校必须根据自己的资源和教学场所的特点来选取相应的培训项目。显然，学校在选择前应该对培训项目进行充分的调查。当前已有的研究给出的最有力的结论是：学校应该选择那些能让教室出现可以看得见的变化的培训项目。这样，教师培训的效果才能真正惠及最终的服务对象——孤独症谱系障碍学生。